ワードマップ

ポジティブマインド

スポーツと健康、積極的な生き方の心理学

海保博之 監修
中込四郎・石崎一記・外山美樹 著

新曜社

はじめに

豊かな社会は、私たちを飢えからは解放してくれたが、心身の病気はむしろ増加させてしまったようである。豊かさもほどほどがよいのだが、その調整は社会としても個人としても、なかなか難しい。そこに心理学というこころのサイエンスを持ち込んでみると、何がしかの寄与ができるのではないか。

私事であるが、私の勤務校、東京成徳大学では、平成20年度より応用心理学部を発足させた。それまで人文学部で肩身の狭い思いをしていたが、これで晴れて心理学の一部門の学部として飛躍できることになった。学科としては、「福祉心理学科」、「臨床心理学科」、そして平成21年度より、新たに、「健康・スポーツ心理学科」が加わることになった。

その背景には、このような時代的な要請がある。「福祉心理学科」がすべての人々の幸福を、そして「臨床心理学科」が心身の不調回復の支援を行なう技法の教育研究を志向しているのに対して、「健康・スポーツ心理学科」は、心身の健康の維持と増進の支援を行なう技法の教育研究を志向することになる。

つまり、応用心理学部全体として、心身に関するポジティブとネガティブの両面を、

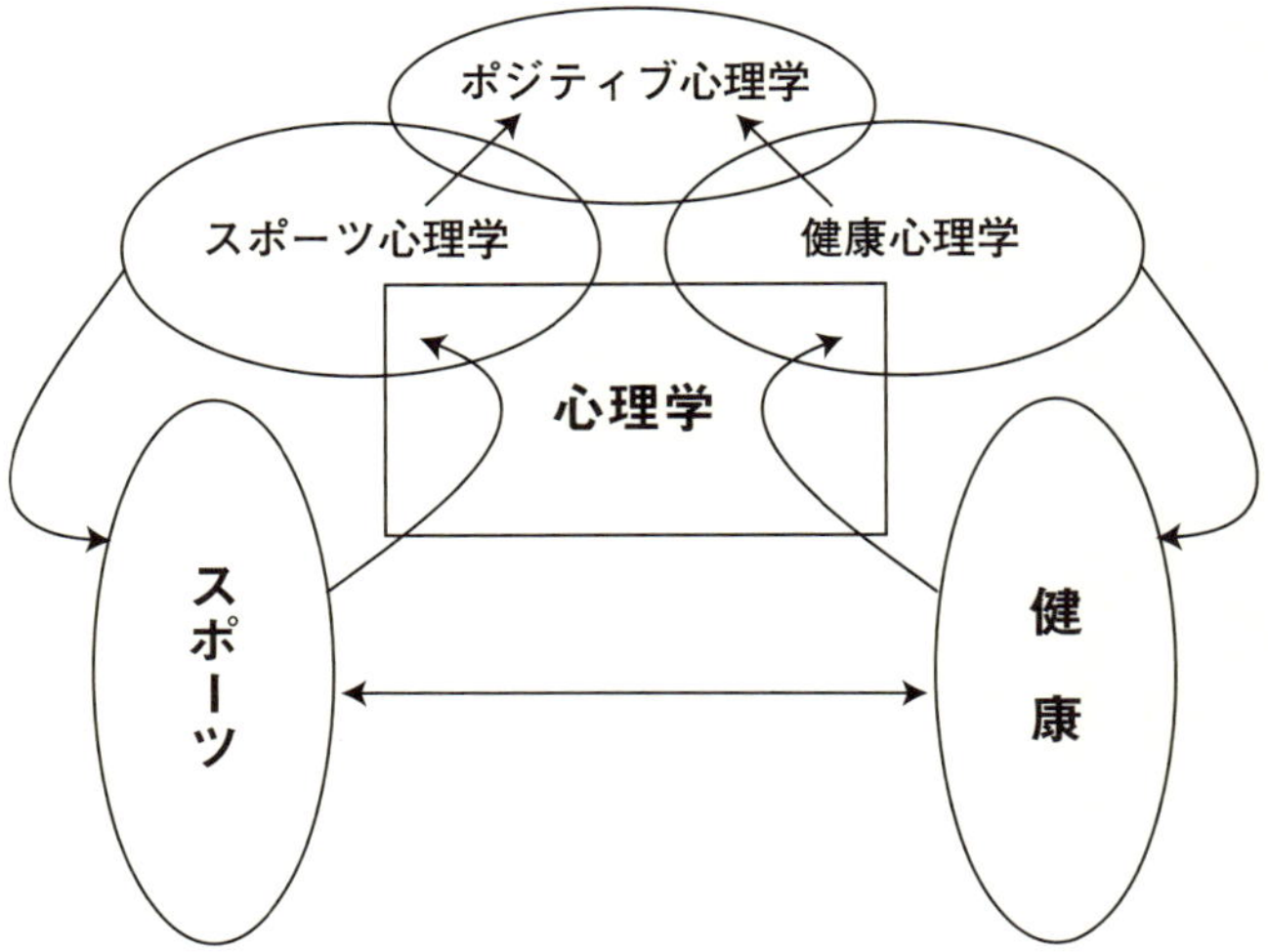

健康とスポーツを心理学を通して進化させる

包括的に教育研究していこうというわけである。

この大それた試みが成功するかどうか。あと10年、学部、学科の発展を温かく見守ってほしい。

しかしまずは、基礎となる知識を整理し、今どんなことが研究され、何が明らかになってきているのかを知る必要がある。ということで、本書を企画してみた。

本書では、スポーツと健康とを、ポジティブマインド作りを意識しながら見つめ直してみるとどうなるかを考えてみたい。

スポーツ心理学、健康心理学、ポジティブ心理学の3領域から、基本的なワード、重要なワードを取り出して、最前線で研究している執筆者に協力していただき、解説した。
本書の執筆分担は、次のようになっている。

第1部　スポーツ心理学　中込四郎（筑波大学）
第2部　健康心理学　石崎一記（東京成徳大学）
第3部　ポジティブ心理学　外山美樹（筑波大学）
全体の監修　海保博之（東京成徳大学）

本書が、人生と積極的に向き合う一助になれば幸いである。

2010年3月10日

海保博之

ポジティブマインド——目次

第2部 健康心理学 石崎一記

第3部　ポジティブ心理学

外山美樹

装幀=加藤光太郎

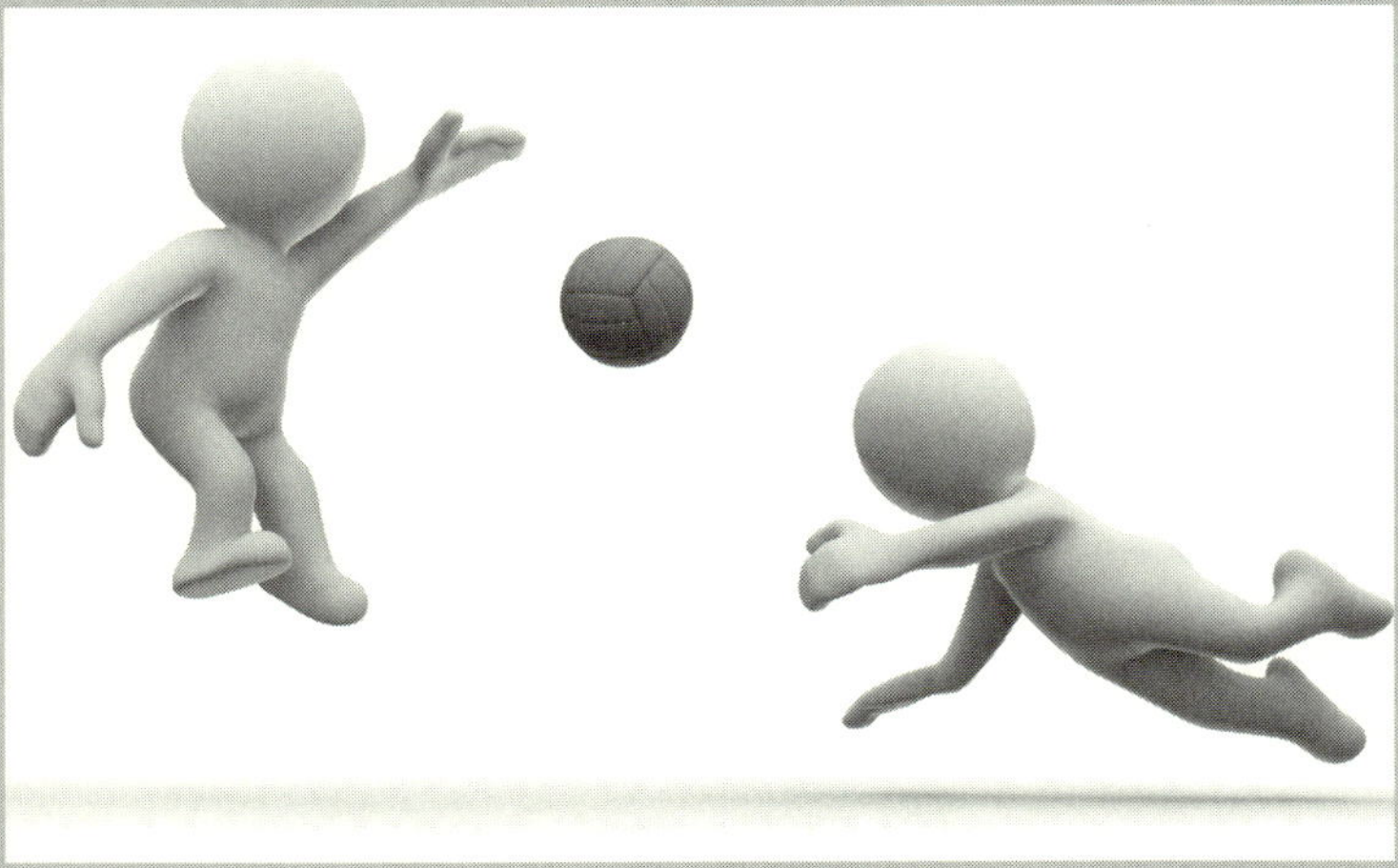

第1部

スポーツ心理学

1-1 スポーツ心理学

1965年に国際スポーツ心理学会[1]が設立された。国際学会の設立を1つの目安とするならば、**スポーツ心理学**がスポーツサイエンスにおける一領域としてアイデンティティを得るようになって、40数年が経過したことになる。スポーツ心理学の歴史は浅く、若い研究領域といえる。しかしその間にも、この領域における研究対象や方法は、多様な変化・拡大を遂げた。スポーツ心理学領域は今日多岐にわたっており、第1部で解説する事項は、それらを網羅しているわけではない。多くは、競技スポーツの心理を念頭において解説項目の選出を行なっている。

[1] 第1回の国際スポーツ心理学会（International Society of Sport Psychology）大会は、イタリアのローマで開催された。その後、4年に1回開催され、今日までに至っている。学会機関誌として *International Journal of Sport and Exercise Psychology* が、年4巻刊行されている。

■スポーツにおける心理学の多様な展開

なぜ運動に対して心理面からの理解も必要となるかは、運動を行なっているのが人間だからであり、運動遂行や指導には、種々の面から「こころの営み」を認めることができるからである。

わが国のスポーツ心理学研究は、従来**体育心理学**の名称の下に行なわれてきた。ところが、40数年の発展によって、次の図に示すような分化・関連づけがなされるようになった。

図1-1では、人間の運動行動に関する心理学研究全体を「**運動心理学**」とし、運動行動がどのような文脈のなかで展開されるかによって、さらに3つの領域に分け、それぞれに独自の名称を与えている。すなわち、運動心理学を基盤として、教育という文脈の研究を「体育心理学」、スポーツに関わる研究を「スポーツ心理学」、さらに健康との関連からの研究を「**健康運動心理学**」としている。

本書では、「スポーツ心理学」に焦点をあてていく。まず、第1部を始めるにあたって、スポーツを行なうときによく問題となる心理面について概観しておこう。

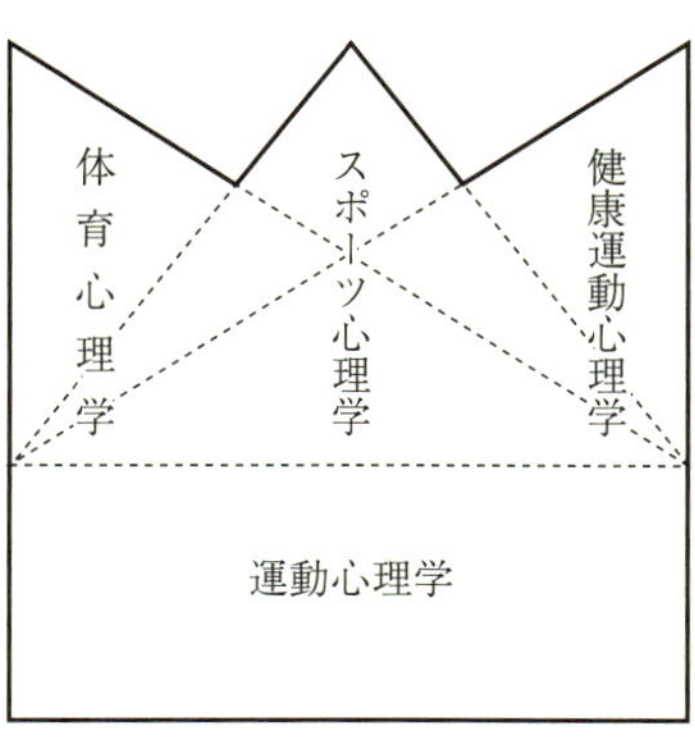

図1-1　運動・スポーツと心理学

（杉原, 2000）

■緊張・不安のコントロール

いざ本番、というときの「**あがり**」という現象は、程度の差はあれ誰もが知っており、また経験している。緊張・不安によって普段の実力を試合で発揮できなかったときに、その原因を「あがり」に求めることが多い。

アスリートの気持ちを鼓舞するのを意図してか、それとも経験的な知恵からか、「少しぐらいあがった方が良い成績があげられる」といったアドバイスを耳にする。

「あがっている」ときは、自分のこれからのパフォーマンスに意識が集中した状態との見方もでき、心理学のことばでは、覚醒水準が高まった状態である。覚醒水準とパフォーマンスの関係は「逆U字」[2]の関係にあることが実験的に検証されており、このアドバイスはかなり正しいことが裏付けられている。

しかし、「少しぐらいあがった方が良い」ことは間違いないが、自分にとってどのくらいあがった方が良いか（最適水準）を定めるのは難しいといわねばならない。メンタルトレーニングには、**セルフモニタリング**や**サイキングアップ**[3]などの技法によって、望ましい水準の興奮状態に近づけるトレーニングがある。

■競技意欲の維持・向上

競技生活はジュニア・ユース・シニアと、長期にわたって継続されるものも多い。常に高いモチベーションを維持するのは現実的でないにしても、長期にわたって高い競技意欲を維持することは重要な課題となり、これもまた心理学のテーマである。

ジュニアやユース年代までは、どちらかというと、周囲の期待に応えようとすることがモチベーションとして強く働くことが多いようであるが、シニア年代に入ると、それだけでは十分ではない。そこでは、自身にとっての競技することの意味が、モチベーション要因として比重を高めるようになる。[4]

競技意欲は、日々のトレーニングの達成度や困難の克服といった側面とも関係して

[2]「1-9 スポーツ・モニタリング・トレーニング」参照。

[3] リラクセーションとは反対に、覚醒水準を引き上げる方法をサイキングアップ（アクチベーション）と呼んでいる。身近な方法としては、大声を出す、体をたたく、音楽を聴く、などがある。

[4] 学生アスリートの心理相談を担当していると、彼らは青年期の発達課題（アイデンティティ形成）に取り組むのと同時に、競技に対する内発的動機の明確化をはかっていくことがわかる。

いる。課題に取り組む心理的構えが、トレーニング効果に影響するのである。さらに、競技からの引退や部活動からの離脱（退部）なども、モチベーションの視点からアプローチされるテーマである。

■パーソナリティ発達

日々のトレーニングや試合経験は、パフォーマンス向上だけでなく、アスリートのパーソナリティ発達にもさまざまな影響を与えているのは間違いない。厳密な因果関係を明らかにすることは困難であるが、長いスポーツ経験によって、**スポーツマン的性格**[5]と呼ばれるようなパーソナリティ特徴（社会的外向、情緒の安定、神経症傾向が低い）が認められるといわれている。

また、競技のなかでの達成だけでなく、スランプ、ケガ、集団不適応といった競技面での停滞経験も、こころの発達・成長をもたらすチャンスとなっている[6]。

最近は、スポーツ経験の心理的影響について、パーソナリティ発達への影響よりも、**ライフスキル**の獲得が注目されている。つまり、スポーツで学んだ心理スキル（スポーツスキル）が、日常生活で必要とされるスキル（ライフスキル）[7]へと般化可能であるとの主張が、さまざまな研究で確かめられている。さらに、メンタルヘルスの促進との関係から、スポーツ経験による心理的影響が検討されるなど、多様な側面からの研究がなされている。

[5] 花田敬一ほか（1968）『スポーツマン的性格』不昧堂書店、は、「スポーツを行うことによって影響されると思われる精神的変化をスポーツマンの性格、態度やスポーツマンに対するイメージとしてとらえ、それらをスポーツマン的性格という」と説明している。

[6] 中込四郎（1993）『危機と人格形成』道和書院、は、アスリートが経験するさまざまな心理的危機（たとえば、ケガ、スランプ、他）と人格発達について明らかにしている。

[7] ＷＨＯはライフスキルを、「日常生活で生じるさまざまな問題や要求に対して、建設的かつ効果的に対処するために必要な能力」と定義している。その能力には、意思決定、問題解決、対人関係、ストレス対処、などのスキルが構成要素となっている。

■チームづくり

チームスポーツだけでなく、陸上競技や競泳などの個人スポーツにおいても、チームとしてのまとまりが個人のパフォーマンスに影響している。チームとしての団結が個人の力を引き出すといわれている。

チームと個人との良好な関係を生み出すための取り組みは、スポーツ心理学では、**チームビルディング**といわれ、現場での専門的介入がなされ、その効果が報告されている。もちろん、このような積極的な関係が認められることは、個に与える集団の影響が大きいことを意味しており、プラスの影響だけでなく、同時にマイナスの影響の可能性もあることを認識しなければならない。

競技生活を充実させるうえで、所属チーム（運動部）内での人間関係が重要な側面となっている。アスリートの**運動部不適応**や退部の原因の1つに、「人間関係の軋轢」がある。また逆に、チームメイト、コーチ、家族といった周囲の人たちのサポートが、競技意欲を高めたり、抱えた心理的問題の解決に役立つこともある。このような対人関係を個々のアスリートを取り巻くサポート資源としてとらえ、**ソーシャルサポート**[8]と呼んで、その機能や有効活用が検討されている。

[8]「1-10 ソーシャルサポート」参照。

■スポーツ技術の学習

練習中に、指導者が選手に向かって、「もっと考えながらやれ」「集中が足りない」「イメージをもっとしっかりもて」「気合いを入れろ」「その感覚を大切に」などと言うのをしばしば耳にする。これらはいずれも、心理面に関連した内容である。[9]

スポーツ技術を学ぶ過程では、心理的要因がさまざまなところで関係している。新しい技術を学ぶときは、指導者の説明や示範を通して、自分がこれからやろうとする動きのイメージをつくってから実際に試みる。だがスポーツは頭で理解できてもすぐにはその動きができることは少なく、反復練習を必要としている。徐々に目指す技術ができるようになるにつれ、イメージもそれと同時により鮮明になっていく。また運動感覚的なものも明確になっていく。スポーツ技術の学習の促進を目的として、イメージや運動感覚を積極的に活用した介入研究によって、このような変化についての因果関係が明らかにされつつある。技術の獲得だけでなく、誤った動作の改善においても、心理面からの働きかけが重要である。

特に、イメージの活用は、メンタルトレーニング[10]の主要な心理技法の1つとして、スポーツ技術の学習だけでなく、アスリートの心理的問題・課題の解決にも重要である。

本項では、スポーツ心理学が扱う研究対象に触れながら、「スポーツと心理」の関わりについて概説した。では、以下でさらに詳しく見てゆこう。

[9] 運動を学ぶことを「運動学習」(motor learning) というが、学習過程において感覚や認知といった要因が強く関与していることから、「感覚運動学習」や「知覚運動学習」と呼ぶ者もいる。

[10] 「1-5 こころの強化」「1-8 イメージトレーニング」参照。

1-2 タレント発掘

ＪＯＣ（日本オリンピック委員会）の主導によって、将来が有望視される中学生年代のアスリートを全国から選抜（**タレント発掘**）し、親元を離れたところで生活や就学をしながら、専門的トレーニングを受ける養成制度（**エリートアカデミー**）[1]が一部の競技団体で始まっている。ここでは当然のことながら、選抜されたアスリートのパフォーマンス向上だけでなく、人間形成の課題も配慮した一貫指導がなされる必要（責務）がある。

[1] 中国や韓国では、かなり以前から有望なジュニアアスリートを寄宿制で長期育成する制度をつくって取り組んでいる。わが国は２００８年度から開始した。現時点では、卓球、レスリング、フェンシングなどの競技団体が本制度に参加している。

■タレント発掘の背景

競技スポーツの世界でタレント発掘が注目される背景について考えてみたい。

（1）一貫指導の必要性

わが国の場合、アスリートの養成を学校や大学の運動部活動に依存してきた。運動部活動では中学・高校・大学と進むたびに、多くのアスリートが指導者の交代をはじめとして、練習環境（トレーニング内容、他も含む）の変化を経験する。そのような状況にあっては、将来を見越した体系的なトレーニングの積み重ねが困難となる。そこで、早期からの一貫指導の実現を目指した体制づくりが求められるようになった。そのためにも、将来の活躍が期待されるアスリートを早い段階で見極める必要がある。

（2）競技の高度化・競技力向上

2、3回前のオリンピックで活躍したアスリートあるいはチームのパフォーマンスと最近のものとを比較すると、その差に驚かされる。当時の技術・戦略・記録のレベルで試合に臨んでいては、とても以前のような成果をあげることができない。より高い、複雑な専門性を発揮せねばならず、その実現には、長期にわたる計画的なトレーニングの継続がなされねばならない。

（3）早期教育・専門教育

競技スポーツの世界だけでなく、他の分野でも早い段階からの専門教育の必要性が叫ばれている。幼少期から専門的トレーニングを受けたジュニアレベルのアスリートが、シニアの国内大会や国際大会で日本代表として活躍している。以前であったら大学生年代で発揮されたパフォーマンスが、一部の中学生でも可能となっている。

早期の専門的トレーニングによって、かなり早い段階で高度な技術を身につけるアスリートの存在も事実ではあるが、**生涯発達**の視点に立つならば、「今何ができるかよりも、将来最高度のパフォーマンスを発揮できるようにするために、今何をしておくべきか」を優先すべきであると考える。もちろん、スポーツ界においても、このような長期的なスパンでトレーニングの体系化を実現しようとする動きもある。

（4） 競技人口の獲得

総人口に比して、たくさんのスポーツ種目が国際レベルにあるのがわが国の特徴ではないかと思う。しかし近年の少子化に伴い、スポーツ界でも必然的にジュニア段階の競技人口の減少を招いている。そのため、各競技団体では、ジュニア養成にさまざまな工夫を凝らしている。

個々のスポーツ種目で競技人口を増やすには、そのスポーツ種目において国際的に活躍するアスリート（スター選手）を生み出すことが大きな影響力となる。将来トップアスリートとして活躍するアスリートの養成を行なうためには、早期のタレント発掘が必要となる。

■事例の紹介

Aさん[2]は、小学校4年のときに出場した大会で優秀な成績をあげ、以後、競技に深く関わっていった。そして中学（ジュニア全国大会3位）、高校（インターハイ&日本選手権優勝）と活躍していった。

Aさんは元来、戸外で遊ぶよりも家のなかで本を読むことの方が好きなタイプであり、遊び仲間も少なかったようである。それを心配した両親の勧めでスポーツ教室に通うようになり、徐々に力を発揮し、競技成績の向上に従って、周囲からの注目や期

[2] 紹介する事例は心理相談からではなく、他の研究目的で調査協力をお願いしたAさんの調査面接資料による。アスリートのバーンアウト研究（中込四郎・岸順治（1991）「運動選手のバーンアウト発症機序に関する研究」体育学研究 35-4: 231-240）のなかで分析した事例の1つである。

待を集めるようになっていった。

中・高校時を通じて、Aさんが信頼できた人物は、部活動の指導教員のみであった。「先生の言う通りにやれば日本一になれると思ったし、本当になれた」「先生が良いと言えば何でも良い」「当時は自分から好んで強制されていたように思う」と、指導者への過剰適応、そして服従・依存のエピソードが語られた。この時期Aさんは競技に熱中すると同時に、自身の**アイデンティティ**の大半を競技に求めるようになっていた。中学から高校への進学は、それぞれの指導教員の間で話し合いがなされ、進学先の高校が決められたようである。また、大学進学にあたっては、Aさん自身も、それまでの競技実績を活かした実技推薦により、競技力の高い大学を選択している。

ところが、大学運動部ではコーチ、仲間、練習方法などがそれまでとは大きく異なり、Aさんは強く戸惑い、不適応感を覚えた。「自分でも扉を閉め、かつ突き放された感じがした」と語るように、大学ではコーチとの信頼関係を築けず、また、高校までのようなパフォーマンスを発揮できなくなってしまった。そして、「自分が上でないと気が済まない」「周りの者が自分のことを、昔は良かったが今はダメと思っている。注目されなくなってしまった……」と述べるように、自己愛傾向の強いことも手伝い、仲間からの孤立や被害感を覚えるようになってしまった。さらに、体重の増加やケガが重なり、パフォーマンスの大幅な低下を引き起こした。

このような状況は競技継続に対するAさんのこころを揺さぶることになったが、

「とにかく競技は続けるもの、続けなければいけないものと思っていた」「辞めたいと思っても、実際に辞めることは考えられなかった」と、踏みとどまった。しかし、このような状況を引きずることによって心身の消耗を来し、**バーンアウト**[3]の状態に陥ってしまった。「競技以外に何もやってこなかった。だから他に何をやってよいのかわからない」と、休部そして退部を経た後、Aさんのアイデンティティの再確立は困難な歩みとなった。[4]

この面接が実施された時点のAさんは、すでに運動部を退部して休学中であり、他学部への編入学を目指して準備をしていた。数回にわたる調査面接の最終回に、Aさんはアスリートであったそれまでの自分を否定的にとらえていたが、「今は、以前○○をやっていたAと自信をもって言えないが、いずれ過去のこととして近い将来、周りにそれをストレートに話せるようになると思う……」と語っていた。

[3]「1-12 アスリートの燃え尽き」参照。

[4] アスリートが競技から離れるには、それまでとは異なるアイデンティティの手がかりを必要とする。アイデンティティの大半を競技に求めてきたアスリートは、その切り換え（アイデンティティ再確立）に大きな困難を抱えることになる。

■Aさんの事例から考えること

各個人がもつ資質を実現するよう、周囲が働きかけることそのものを否定はしない。しかし、早期から1つのことにあまりに深くコミットさせるのは、その人の人生を他者が方向づけることでもある。また、早い段階でそのスポーツ種目への適性を見極めることは、現実的にはかなり難しいのではないかと思う。心理面から判断するのは特に難しいと言わねばならない。仮に、身体面での資質を見抜いたとしても、その方面での以後の専門的歩みが、その人の自己実現にとって本当に相応しいのかどうかまで考え出すと、慎重にならざるをえないだろう。

Aさんは、競技期前半までの勢いを後半につなげることができなかった。それに対する外的な原因の1つに、競技環境のギャップがあげられる。しかしその後のAさん（編入学し、小さい頃から好きであった文学の世界を学び、新たな専門性を活かして就職した）の歩みからは、大学年次での競技離脱に、むしろ**内的必然性**を感ずる部分もある。

冒頭で記したJOCによるアスリート養成の制度だけでなく、いくつかの競技団体では独自の制度を実現しており（たとえば、Jリーグ）、今後ますますタレント発掘の動きは推進力を得ていくに違いない。早期からの一貫したトレーニングを体系化するうえで、初期には幅広いトレーニング経験を盛り込み、徐々に専門的トレーニングの比重を増やしていくように、アスリートの心理的成熟においても、競技以外での発達段階に応じた経験が積み重ねられるよう配慮すべきである。そうすれば、競技期におけるアスリートの主体的な取り組みは、競技に対してだけでなく、いずれ訪れる競技引退、そしてキャリア移行の課題にも積極的な関わりをもたらすはずである。

1-3

青年期とスポーツ

スポーツで「自己」を体験する

「自分の能力を限界まで発揮するとか、明日への自分に歯を食いしばって練習する、自己規制するなどそれまでなかった。しかし、私にとって、大学時代の運動部活動での経験は、自分自身を知ると同時に、友情や妬み、励ましや慰め、孤独などさまざまな人間の側面を教えてくれ、今の自分に至る道を切り拓き歩む土台づくりとなった。」これは、ある大学院学生がスポーツ経験を振り返ったレポートの一部である。

以下では、中井のスポーツの存在論的分析[1]や、それを下敷きにして青年期におけるスポーツの意味を論じた西平の論考[2]を引用しながら、スポーツによる自己の体験について述べる。

■スポーツは、身体を媒介として、空間・時間とこころが「出会う」実感を与える

「陸上競技場に入りトラックに目をやると、白く8本のラインが引かれている。それは競技場の外とは異なる空間を作っており、身の引き締まる思いを経験する。ましてや、これから自分が競技に出場するならなおさらである。そこは単なる物理的・地

[1] 中井正一（1962）『美と集団の論理』中央公論社

[2] 西平直喜（1973）『青年心理学』共立出版、では、中井正一の「スポーツ気分の構造」と題した、スポーツの存在論的分析を参考に、スポーツ気分の構造について、本文中に示す4つの特徴（項目）により論を展開している。ここではそれに倣いながら、筆者なりの事例を一部加えて説明している。

理的空間とはならず、自己を試す・試される場となる。先ほどの身の引き締まる思いを通り越して、心理的な緊張をおびた、自己を全力投球する場」となる。

同様に、ユニフォームや用具もまた、こころを揺さぶる。ドラフト会議を経て入団発表の記者会見に臨んだプロ野球新人選手が、上着の上から入団を決定したチームのユニフォームや帽子を着けることは、儀式的行為となっており、そこには大きな意味が込められ、そして込めているはずである。

「スポーツは、統一性を失いがちな〝だらけきった〟日常生活に、緊張感を与える」のである。

■自我同一性の確認

高い競技成績を残したアスリートのなかに、幼少期の頃、病気がちで、遊び友だちの少ないことを心配した両親の勧めにより、スポーツ教室に通い、その後青年期まで同一のスポーツを継続していく者がいる。スポーツを通して、体力だけでなく友人関係においても自信をつけることができたと語る者がいる。西平は「自我意識が昂揚し、とにかく劣等感や不安を感じやすい時期である青年期に、最も簡単に、そして直接的に自信をもたせ、優越感を感じさせることのできるのは、スポーツにおいてである」と述べている。

スポーツのなかではマスローのいう「**至高体験**[3]」やチクセントミハイの「フロー体験[4]」

[3] A・H・マスローは、人の最良の状態、幸福な瞬間、恍惚、至福の最高の経験を至高体験（peak experience）と呼び、そのような経験をもった者が、時空の超越観、自我の超越、宗教的な啓示、他の体験をすることを明らかにした。

[4] 「3-5 フロー経験」参照。

に近いものを経験することがある。それまでどうしてもできなかった技術がこなせたとき、自己ベストを達成したり勝利したとき、日常とは異なる心理状態（変性意識）を経験する。これらの状況は**ピークパフォーマンス**[5]とも呼ばれ、強い自己の体験となる。

[5]「1-6 ピークパフォーマンス」参照。

■集団的な統一感や連帯感の実感

「高校時代に組織というものを経験したことは、私にとって非常に価値あるものだった。組織では、個それ自体は否定されないが、個を強調しすぎてはそれが成り立たない。また、他との協調も必要で、ある意味、自分の意見なり考えを押し殺す必要がある。自己主張が強く、さらに自己中心的であった私にとって、組織の中で他と協調しながらやっていくことは初めのうちは難しかった。……」

これは、ある学生のレポートからの引用であるが、このように、スポーツでは「**自己否定**」ともいえるような体験をすることがある。日常生活のなかではどちらかというと、自己主張し、個性的であることを強く希求している青年期においては、スポーツのこのような側面は特異な体験となっている。

もちろん、すべてにわたって自己否定の状態では、チームの勝利につながるプレーとはならない。ダブルスペア、ボールゲームでのフォーメーションプレー、集団での演技などでは、集団の一員としての連帯感を維持しながらも、個性的な動きを求められている。

■自己の限界への挑戦

日常生活のなかで、**自己の限界**と思われるまでの経験をする（あるいは追い込むことのできる）場は限られている。その1つがスポーツ経験にある。

「高校のときが一番練習していたように思う。朝7時から1時間半の自主練習、夜は部活の後にトレーニングを行なった。皆が全国大会の出場を目指して、死にもの狂いでやっていた。夏の合宿ではもう立てないほどまで、ハードトレーニングにとにかくついていった。今思うと、よくあんなにできたと不思議な気がする。」レポートを書いた学生は、この経験に対して、「これはスポーツを経験した者でないと味わえない経験であり、そして自分にとって貴重なものであった」と付け加えている。

スポーツに限らず、強い自我関与のできる対象を見出した青年期を送ることのできた人は、そのなかで〝自己〟の存在を種々の側面から実感する。そしてその経験は、その後の「生き方」に大きな影響を与えるに違いない。

ここではスポーツの〝自己〟体験におけるポジティブな面を中心に述べてきたが、深い関わりをしている対象からは、プラスマイナス両方向の影響を考えておかねばならない。スポーツ選手のスター化、そしてファンの大衆化に伴うスポーツの人間疎外などについても考えねばならない[6]。

［6］津留宏（1976）『青年心理学』有斐閣、は、パーソナリティが未発達なアスリートに対する競技スポーツでの成功体験の危険性を指摘している。つまり、スポーツでの賞賛や自信が、反対に、アイデンティティの混乱を生じさせてしまうこともある。

1-4

アスリートのパーソナリティ

スポーツによってパーソナリティをつくる

多くの人が、運動やスポーツを行なった後の心理的変化（たとえば、爽快感、緊張・不安の低下）を経験している。そこでの心理的変化が一過性のものであったとしても、長期に運動やスポーツを継続すれば、**パーソナリティ**にも影響するであろうとの思いを深める。しかしながら、両者の因果関係を説明するのは容易なことではない。

■これまでのパーソナリティ研究

スポーツ経験がパーソナリティ変容・形成に及ぼす影響を知る手がかりとなる研究では、次のようなアプローチがとられている[1]。

（1）スポーツ経験の質・量的差異から見た比較

最近では少なくなっているが、スポーツ種目（個人・集団スポーツ）やポジション（フォワード・バックス）の違いから、そして経験の有無（アスリート・非アスリート）や経験年数の長短から、パーソナリティの比較がなされている。なかでも、経験の有無からの比較では、アスリートに共通する特徴として、情緒的安定、社会的外向、

［1］鈴木壯ほか（1988）「スポーツ経験による人格変容に関する研究展望」岐阜大学教育学部紀要 12: 59-72. この論文は、関連の先行研究を幅広く概観し、本文中に示すカテゴリーを設定している。また、人格変容・形成を説明する研究アプローチの課題を提示している。

神経症傾向が低い、などが明らかにされている。

これらの結果は、アスリートのイメージとしてよくいわれる「明朗快活」を支持している。多くの研究が同様なアスリート像を導き出していることから、これらのパーソナリティ特徴をとらえて**スポーツマン的性格**と呼ぶこともある。しかしながら、この種の研究は、スポーツ経験によるパーソナリティ側面への影響の確認に止まっており、そこでの心理的メカニズムを追求するまでには至っていない。

(2) 短期間の集中的スポーツ経験による事前・事後の比較

ここでの研究対象はアスリートではないが、スポーツ経験によるパーソナリティ形成を考えるうえで参考となる。野外活動を中心とした短期間の集中的なスポーツ経験(たとえば、キャンプ、スキー・水泳実習)による心理的効果を、パーソナリティ変数から確かめている。質問紙の質問項目にどの程度あてはまるかを答える「**自己概念**」尺度を用いることが多く、そのほとんどが肯定的な変化を報告している。

たとえば、情緒的安定、社会的適応、自己有能感、などの向上が認められている。また、単に事前・事後の調査だけでなく、いくつかの研究では、スポーツ期間中の体験内容も吟味しており、どのようなスポーツ経験が自己概念の変容に関わったかにも言及している。そのなかの1つに、実施されたスポーツプログラムへの自我関与の程度と変容の関係に注目した研究[2]があり、高い自我関与のもとでの体験が大きな変容を引き起こしているようである。

[2] 中込四郎ほか(1979)「スキー実習中の体験過程と自己概念の変化に関する研究」北海道教育大学紀要 29-2: 11-18. この研究では、スキー実習期間中に参加者に実習日誌を課すことにより、自我関与度の操作をはかっている。

（3）運動療法（スポーツセラピー）による変容

精神的な疾患の治療の補助手段として運動やスポーツを処方し、その効果が報告されている。一般的に軽運動を用いており、対象（疾患）としては、神経症、うつ病、統合失調症、情緒・発達障害、などがある。また、先ほど触れた野外活動においても、「治療キャンプ」と称して、児童・生徒の抱えた心理的問題の改善を目指した試みがなされている。[3]

それらは治療行為として運動やスポーツの処方がなされていることから、処方する側は、運動によるどのような経験が改善につながるのかといった仮説をもって臨んでおり、さらに、仮説を検証するための詳細な観察を行なっている。したがって、特異な対象ではあるが、他のアプローチよりも、スポーツ経験によるパーソナリティ形成の因果的な考察をするうえでの手がかりを多く与えてくれる。

スポーツセラピーの治療的機序を心理療法における治療価（何が効果をもたらしているのか）に即して述べると、①スポーツ活動が自由な表現の場となる、②非言語的コミュニケーションを可能とし、治療的人間関係の促進をはかる、③治療的洞察へのきっかけを与える、④外界（自身の身体、周囲との関係）の認知的変化によって内界の変化が引き起こされる、などが考えられる。[4]

■スポーツ経験とパーソナリティ形成の多様な関係

[3] 坂本昭裕（2008）『スポーツ心理学事典』大修館書店、は治療キャンプを、「日常生活から離れた豊かな自然環境の中で、クライエントとキャンプカウンセラーとの生活を含む野外活動などの直接体験から生ずる出来事や課題に取り組みながら、クライエントの身体的、心理的、社会的なリハビリテーション、発達、成長を援助する方法」と定義している。

[4] 「1 - 14 スポーツセラピー」で詳述する。

クロール[5]は、スポーツ経験とパーソナリティ形成の関係を確かめた研究を概観し、次のような5つの関係を指摘している。

（1） 共通するパーソナリティ特性の存在

一定のパーソナリティ特性をもった者がスポーツ活動に接近していくのであって、その後の経験を通して変化する部分は少ないのではないかといった主張である。これを間接的に裏付けるものとして、スポーツに対する態度とパーソナリティの関係を扱った研究があげられる。そこではスポーツに対して好意的あるいは積極的な構えをしている者は、先ほど触れた「スポーツマン的性格」と重なる特徴が明らかにされている。一定のパーソナリティ特性を保有した者がそもそもスポーツ活動に接近しており、後年、調査対象となったときに、その特徴をそのまま結果に反映したにすぎないと考える。

（2） 経験を通して修正、淘汰される

さまざまなきっかけでスポーツを始めるが、スポーツ活動あるいはスポーツの環境に適応したパーソナリティ特性をもった者が、その後長期にわたって継続しているのである。つまり、合わない者はスポーツから離脱したり、適応型のパーソナリティの変容を強いられるという考え方である。運動部からの離脱者はいろいろな理由を述べるが、そのなかには、スポーツ活動に対して自身のパーソナリティが合わないことを原因としているケースもあるに違いない。

[5] Kroll, W. (1970) Current strategies and problem in personality assessment of athletes. In Smith, L. E. ed., *Psychology of Motor Learning*, Athletic Institute.

（3）経験を通して個性化がなされる

スポーツ経験の継続によってさまざまな影響を受け、パーソナリティ形成がなされる。そこでは、同様なパーソナリティ特性を形成するようになると考えるよりも、その影響には個人差があり、どのような環境で、どのような経験をしたかによって、変化の仕方が異なると考えるのである。

（4）競技レベルの向上に伴う変化

競技レベルや競技力能力の変化によって、パーソナリティも変化するといった主張である。たしかに、アスリートの競技レベルでパーソナリティ特性を比較すると、差が認められる。高いパフォーマンスの発揮には、身体能力だけでなく心理能力も求められることから、競技能力の向上に伴ってパーソナリティが変化すると考えられる。

（5）無関係

パーソナリティ形成とスポーツ経験は関係ないという立場である。スポーツ経験の質・量的差異からのパーソナリティ比較を行なった研究の一部では、有意な差を認めていない報告もある。しかし、両者の間に一定の関係が認められないからといって、スポーツ経験の影響が否定されるというわけではない。変化の方向性における個人差を考慮すると、全体として見たとき影響が相殺されることも考えられるので、こうした結果も了解できる部分がある。

■スポーツ経験とライフスキルの獲得

アスリートのパーソナリティ形成における彼らのスポーツ経験をどのように位置づけるかには、いろいろな考え方がある。パーソナリティ形成に環境要因が影響するのは確かであるが、与えられた経験をどのように受けとめたかによって、その影響は異なってくるはずである。つまり、環境とそこでのアスリートの経験における相互関係を想定しなければならない。

最近のアスリートのパーソナリティ研究は、直接、パーソナリティ形成・変容を扱う研究が少なくなっている。その代わり、競技力ならびに実力発揮に関わる心理適性要因の解明や、スポーツ経験による**ライフスキル**の獲得に注目が集まっている[6]。ライフスキルの獲得におけるスポーツ経験の果たす役割については、いくつかの研究で積極的意義が示されてきており、スポーツ経験のなかで、アスリートはさまざまな心理的スキル（スポーツスキル）を活用し、それが日常生活で必要とされるスキル（ライフスキル）の獲得につながると指摘されている。

さらに、この方面での研究は、スポーツスキルとライフスキルの関係を明らかにする段階から、特定のライフスキルの獲得を促進するスポーツプログラムを開発し、それに基づく介入実践を行なう段階にまで進んできている。また、それに付随して、スポーツスキルのライフスキルへの「**般化**」に及ぼす要因を明らかにしようとする基礎研究も展開されている（表1-1参照）。

[6]「1-2 タレント発掘」参照。

表1-1 ライフスキルへの般化に関する要因（Danish et al., 1995）

1. スポーツ場面で獲得したスキルが他の場面においても価値があるという信念をもつ。
2. 自らが獲得している身体的・心理的スキルに気づく。
3. どのようにスキルを獲得したのかを知る。
4. 異なる状況にスキルを応用する自信をもつ。
5. スポーツ以外の場面での役割を見つけようとする。
6. 支援してくれる人を探し求める。

1-5 こころの強化

欧米を中心に、1980年代に入って急速にアスリートの心理面の強化に関心が集まり、現場での指導・実践が活発になされるようになった。「スポーツ選手の競技力向上ならびに実力発揮を目的とした心理スキルの教育・指導」が、**メンタルトレーニング**（mental training）の定義として採用されている。ほぼ同義と考えてよい名称として、**心理スキルトレーニング**（psychological skill training）と**メンタルマネジメント**[1]（mental management）がある。

■東京オリンピックでの「あがり対策」

実は、この方面での組織的取り組みに対して、わが国が遅れをとっていたわけではない。1964年の**東京オリンピック**開催に向け、アスリートの強化策の1つとして、当時のスポーツ心理学関係者に与えられた課題は、**あがり対策**であった。何人かの臨床心理学者の協力を得ながら、あがりに関する基礎研究や実践的試みがなされた。おそらくメンタルトレーニングに関して、この時点では、わが国が世界のほかの国をリ

[1] メンタルマネジメントは、松田岩男を代表とする研究プロジェクトが提唱した名称であり、「体力や技術のトレーニングと同様に、競技場面で最高のパフォーマンスを発揮するために必要な精神を管理（またはコントロール）できるようにすること」と定義されている。欧米の心理スキルトレーニングやメンタルトレーニングに付された定義よりも、幅広くとらえている。

ードしていた、あるいは少なくとも、肩を並べていたに違いないと考えられる。

ところが、東京オリンピック以後の活動は、尻すぼみの様相を呈することになった。ロスアンゼルスオリンピック（1980）で米国は、代表クラスの選手に対するメンタルトレーニングやカウンセリングによる心理サポートに精力的に取り組み、関係者は成果をその後世界に発信したが[2]、東京オリンピックからの20年を経たそのとき、逆にわが国は後を追いかける立場に立たされていた。

■メンタルトレーニングの広がり

米国を中心としたメンタルトレーニングの充実に衝撃を受けたのは間違いない。しかし、わが国は素早い対応をはかった。１９８５年に日本体育協会スポーツ医科学委員会では、松田岩男をリーダーとしたメンタルマネジメント研究班を結成し、その後約10年の間、基礎的研究・応用実践が積み重ねられていった。

（1）トレーニング対象

わが国だけでなく、諸外国のスポーツ心理学においても、メンタルトレーニングは関心の強いテーマとなり、精力的に取り組まれてきた。その結果、さまざまな拡大・充実がなされた。「心理的問題を抱えていたり、あるいは国際大会に出場するような一部のアスリートに必要」との見方から、競技力向上や実力発揮を目指した身体面と同様に、こころの強化も日々のトレーニングのなかに組み入れるべきであるとの見方

［2］１９８０年代に入り、メンタルトレーニングに関する著書、学術論文、ビデオなどの刊行が急増した。その勢いは今日まで続いており、関連の和書や翻訳書が１００冊を超えるといわれている。

が一般的となったのである。したがって、ジュニア期からのメンタルトレーニングも注目されるようになっている。

また、競技スポーツだけでなく、演奏家、ダンサー、俳優の一部でも取り入れられている。さらに、学校教育や一般の人たちのメンタルヘルス向上にも、アスリートのメンタルトレーニングが役立てられている。

（2）目的あるいは意義

東京オリンピックでのあがり対策の背景には、わが国のアスリートが国際大会になると十分に実力を発揮できないという問題があった。つまり、そこでは競技場面で生ずる心理的問題（たとえば、不安・緊張、集中力の低下、競技意欲の低下）への対処を主な目的としていた。

ところが今現在では、競技における望ましい、あるいは要求される心理面の積極的準備・強化も目的に加えられている。[3] 試合が近づくと多くのアスリートは身体面のコンディショニングを行なっているが、心理面からのコンディショニングも必要であるとの見方が強まり、それにメンタルトレーニングが応じているのである。さらに、メンタルトレーニングは、アスリートのメンタルヘルスの維持・増進、そして体力や技術トレーニングの質の向上につながるものとして位置づけられるようになった。[4]

（3）適用される技法

対象そして目的・意義の拡大があれば、必然的に用いられる技法も多様化されなけ

[3]「1-6 ピークパフォーマンス」参照。

[4] アスリートが高いパフォーマンスを発揮するためには、身体面のトレーニングが重要となるのは言うまでもない。メンタルトレーニングのなかでは、「気づき」と「意図性」といった心理的要因がアスリートに求められ、開発がはかられる。そして両要因があいまって、技術練習のレベルアップにつながっていく。

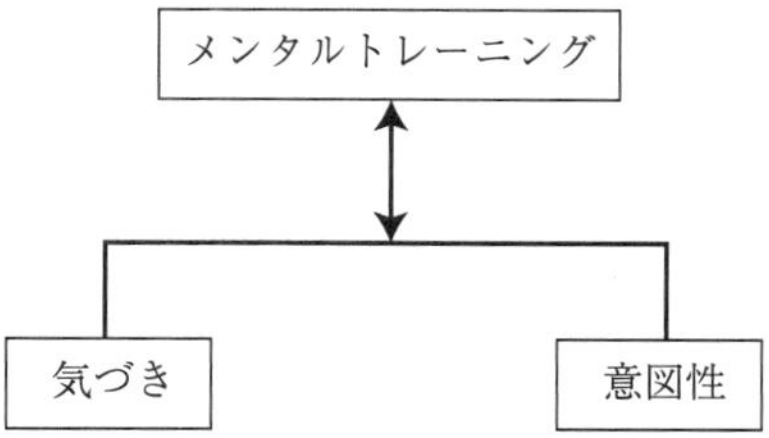

図1-2　メンタルトレーニングと「気づき」「意図性」の関係（中込, 1994）

れば対応できない。従来心理的問題への対処を目的とする場合、リラクセーション、暗示、イメージ技法の適用が中心となってきたが、さらに、サイキングアップ（必要な興奮レベルにもっていき、気力の充実をはかる）、ピークパフォーマンス分析、肯定的自己意識の形成（自信を高める、積極的思考）などの技法が開発されている。また、アスリートの自己理解や表現の促進が競技力向上に結びつくとして、カウンセリングによるメンタルトレーニングの成果も報告されるようになってきた[5]。

■スポーツメンタルトレーニング指導士

日本スポーツ心理学会では、２０００年より学会認定による「スポーツメンタルトレーニング指導士」の**資格認定制度**を設立している。指導士の活動内容については、「スポーツ心理学の立場から、スポーツ選手や指導者を対象に、競技力向上のための心理スキルを中心とした指導や相談を行う」と明記している。現在、１００名あまりの指導士が認定されている。本資格制度の設立は、指導士の社会的認知を高めると同時に、専門家としての資質向上への研鑽や、現場での活動における責任性（倫理の遵守）を高めることを目的としている。

［5］心理スキルの指導を押さえ、箱庭、描画、グループ討議などの体験によって、イメージレベルでの内界の表出、そして自己理解・他者理解の促進を意図したプログラムが構成され、その有効性が確かめられている（中込四郎ほか（2006）「内界探索に方向づけられたメンタルトレーニングプログラムの検討」スポーツ心理学研究 33-2: 19-33）。

1-6 ピークパフォーマンス

実力発揮につながる心理的世界を知る

バッターボックスに立って構えていると、投手の投げたボールが手元で止まっているかのように見えたことがある、と絶好調時を振り返った野球選手がいる。また、スピードスケートで活躍した清水選手は、大事な試合で、心身ともにピンポイントに入ったときに、「自分の滑る理想の光のラインが見える」と述べている。アスリートは、それぞれの競技のなかで優れたパフォーマンスを発揮したときは、通常とは異なる心理状態におかれている。

■ピークパフォーマンス

アスリートが自分にとって最高のプレーができたときを**ピークパフォーマンス**(peak performance)と呼んでいる。若干意味合いを異にする部分もあるが、「ゾーン」「フロー体験[1]」も、同種の体験として位置づけられる。アスリートの実力発揮にかんしては、ピークパフォーマンスにおける心身の特徴が有益な情報を提示しており、それを再現するための手がかりが探求されている。ところが、自分が体験したピークパ

[1]「3-5 フロー経験」参照。

フォーマンス、特にその心理面を、ことばで説明するのは容易ではない[2]。

新記録を樹立したり、優勝したりした後のインタビューにおけるアスリートの語りが、その良い例となる。よく語られる内容として、「開き直って、勝つことを意識せず、何も考えなかった」「楽しみながら、自分のプレーをするようにこころがけた」などを耳にする。これらには有益な情報が込められているとは思うが、再び同種の状態の再現を期待した場合、限界がある。つまり、具体的手がかりが少ないといわねばならない。「こころは絵になりづらい」といわれるが、何らかの工夫をして、そのときの体験を少しでも具体的に明らかにする必要がある。

[2] メジャーリーグにおいて9年連続200本安打を達成(2009年9月)したマリナーズのイチロー選手は、「僕は天才ではありません。なぜなら、自分がどうしてヒットを打てるか説明できるからです」(『朝日新聞』2009.9.15)とコメントをしている。彼の安定性には、自身の実力発揮につながる心身の状態への理解の深さが、強く関係しているようである。

■ピークパフォーマンスの心理的特徴

ピークパフォーマンスは通常とは異なる意識状態(**変性意識状態**)であるから、アスリートに内省してもらうにしても、質問紙を通してその程度を尋ねるやり方では十分とはいえない。ガーフィールド[3]は、アスリートへのインタビューや記録(伝記、著述)をもとに、ピークパフォーマンスの8つの特徴を抽出している。①精神的リラックス、②身体的リラックス、③自信・楽天的、④今の状態への集中、⑤精力的、⑥高度な意識性、⑦統御可能性、⑧守られている状態(in the "cocoon")である。

同様に、他の研究者はインタビューにより、①明確な焦点づけ、②自発性、③自由感、④自己表現、を抽出している。さらに種目特性を反映して、これらの要因に

[3] Garfield, C. A.(1984) *Peak Performance*. Jeremy P. Tarcher, Inc.

加え、動きの自動化や自己の超越（意外性）などを加える報告もある。[4]

ところで、ガーフィールドの8番目の特徴については、多くの選手がそれに類似した経験を報告しているが、若干の説明が必要だろう。“cocoon”はチョウやカイコなどの繭《まゆ》を意味しており、そこに含意されるアスリートの体験としては、次のような内容があげられる。「コーチ（重要な他者）がそばにいるので、安心してプレーができた」「観衆が見方になり、自分を応援してくれているようだった」「チーム全員がまとまり、勝利へのムードが強かった」など。絶対的なものに自分が守られて、パフォーマンスしている体験といえる。

■クラスタリング法

ピークパフォーマンス時の心理状態を明確化するための方法に、**クラスタリング法**がある。これは、ガーフィールドが「動機分析」を目的として開発した方法を参考にしたものである。図1‐3は、あるアスリートが作成したクラスタリング例である。図中の楕円で囲われた内容は、付箋紙[5]に記載されたものである。作業手順に従って説明する。

(1) ピークパフォーマンスの選択

近い過去において最高の成績を収めた試合、あるいは非常に調子が良かった競技場面を1つ、自身の経験のなかから選び出す。図の例では、「○○アジア大会優勝」を

[4] 吉村らは、剣道選手を対象にピークパフォーマンスの分析を行なっている（吉村功ほか（1986）「スポーツ選手における peak performance の心理的構成要素」スポーツ心理学研究 13-1: 109-113）。ピークパフォーマンスの心理特徴には、個人差と同時に種目差も認められる。

[5] 25mm×75mm サイズの貼り付け自由な市販の付箋紙を用いることが多い。クラスターの整理の段階で自由に貼り付けたり移動したりできることから、作品として残せる。

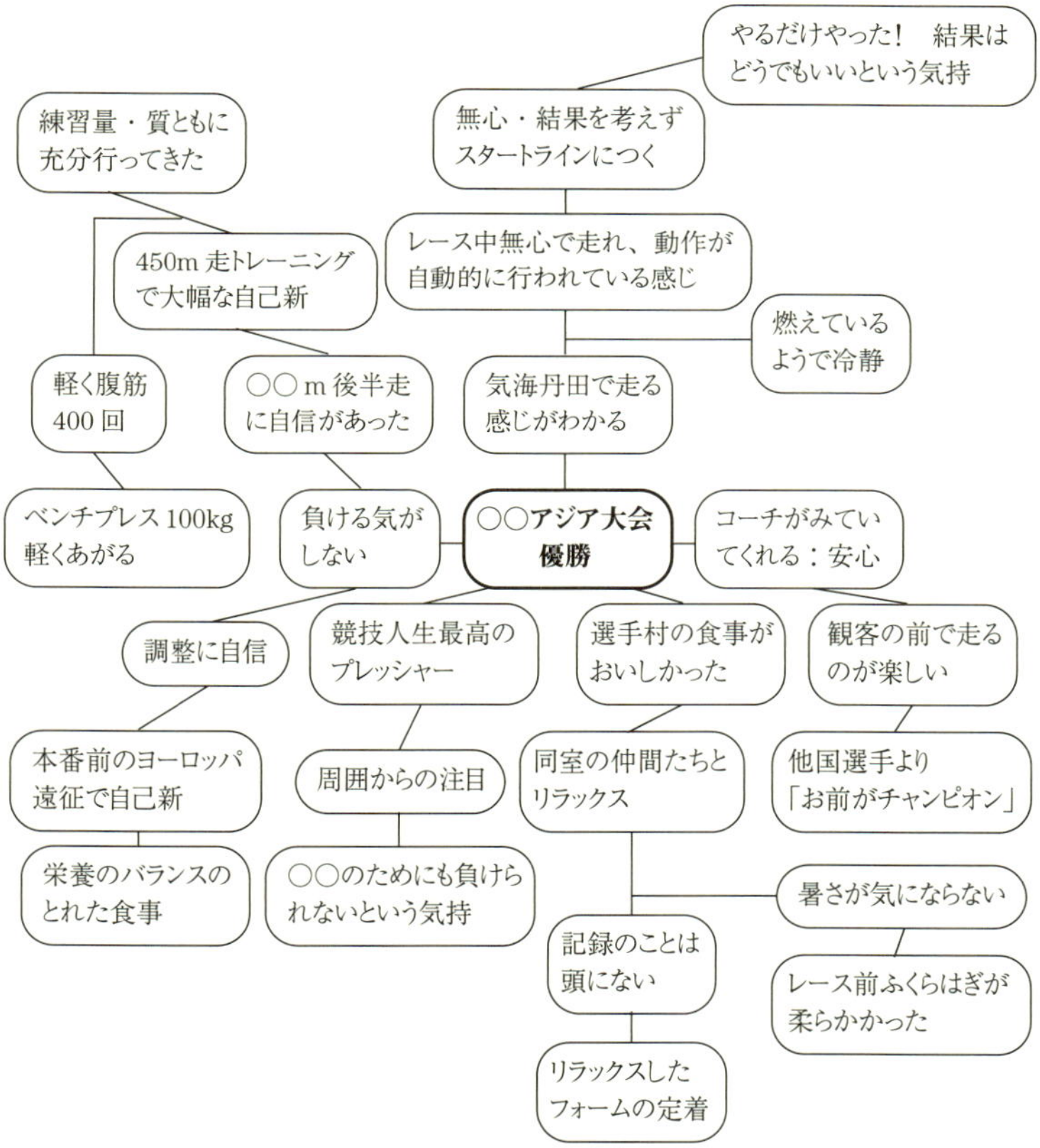
やるだけやった！　結果はどうでもいいという気持
練習量・質ともに充分行ってきた
無心・結果を考えずスタートラインにつく
450m 走トレーニングで大幅な自己新
レース中無心で走れ、動作が自動的に行われている感じ
燃えているようで冷静
軽く腹筋400 回
○○ m 後半走に自信があった
気海丹田で走る感じがわかる
ベンチプレス 100kg 軽くあがる
負ける気がしない
○○アジア大会優勝
コーチがみていてくれる：安心
調整に自信
競技人生最高のプレッシャー
選手村の食事がおいしかった
観客の前で走るのが楽しい
本番前のヨーロッパ遠征で自己新
周囲からの注目
同室の仲間たちとリラックス
他国選手より「お前がチャンピオン」
栄養のバランスのとれた食事
○○のためにも負けられないという気持
暑さが気にならない
記録のことは頭にない
レース前ふくらはぎが柔らかかった
リラックスしたフォームの定着

図1-3　クラスタリングの見本例（中込, 1990）

取りあげているが、出場した試合のレベルに規定されることなく、あくまでも、自分にとってのピークパフォーマンスである。選択した内容を台紙中央（Ａ３版サイズないしはそれよりもやや大きめの用紙）に直接書き込むか、あるいは付箋紙に記載して貼り付ける。以後、それについて種々の角度から想起していくため、この内容を太い線で囲うことによって焦点づけをはかる。

（２）自由連想的な想起

それぞれが体験したピークパフォーマンスをことばに置き換える難しさは、先に述べた通りである。少しでもそのときの体験に近づくために、自由連想的な想起方法を採用する。[6]

① **リラクセーション**　心理的作業を行なう場合、緊張したり、意気込んだりするとかえって作業の広がりや深まりにブレーキがかかる。そこで、作業にとりかかる前に、心身のリラクセーションを行なう。

② **周辺的出来事の想起**　閉眼し、「どこの競技場、その日の天候・体調、まわりの雰囲気、対戦相手は……」と自分に語りかけ（セルフトーク）、ゆっくり、そのときの周辺的出来事を想起していく。

③ **カードへの記入**　開眼し、ピークパフォーマンス時の心身の状態について、思いつくままに１枚の付箋紙に体験した内容を簡潔に１つずつ書き入れる。この段階では、とりあえず、書き留めたものを台紙の隅の方に置くようにする。付箋紙の配列作

［6］精神分析における自由連想法とはやや異なるが、「これは関係ない」「こんなことを書いたらまずい、笑われる」などと批判的にならず、思いつくままに付箋紙に記述していくよう促す。

業を同時並行で行なうと想起が妨げられることがあるので、後回しにする。出そろったところで、さらに、ピークパフォーマンスに至るまでの1、2週間前までさかのぼって、特徴的なこと、思い当たることを書き留める。

（3）クラスターの整理

あまり形式にこだわらず（例で示した図は参考程度にして）、自分独自の表現を大切にする。あえて手がかりを述べるなら、類似した内容を近くに配置したり、関連性や順序性・階層性があるならば置く位置を考慮したり、また矢印などを活用したりすると良い。

クラスターの整理を終え、クラスター同士のつながりをつけていく。このとき、想起の段階では記載されなかった内容であっても、つながりや流れを良くするうえで必要と考えられるならば、付加してもよい。そのときには、付加内容であることがわかるように、付箋紙の端に印を付けておくと後で役立つ。付加された内容を、潜在的には存在していたが意識化の程度が低かったものと受けとめるならば、それらはピークパフォーマンスにつながるうえで変動しやすい要因とも考えられる。

（4）ピークパフォーマンス時の理解

作成したクラスターを種々の角度から検討する。類似した内容をもとにいくつかのクラスターをカテゴリー化し、大まかな要因を抽出してみる。自身の理解を深めるうえで、出来上がった作品を他者に説明するのは有益である。

1-7 積極的思考

認知と行動は必ずしも一致するとはいえないが、おかれた状況をどのように認知するかが、そのときの行動に影響を与えているのは間違いない。アスリートが試合中の失敗状況を後で振り返ったときに、英語の must に代表されるような非論理的な（たとえば、～せねばならない、～に違いないなど）、柔軟性を欠いた思考に陥っていることが多い。認知面で認められた固さが動きにも反映され、ミスを誘発するようである[1]。

■積極的思考と消極的思考

競技遂行に伴う思考には、パフォーマンスにプラスに働く**積極的思考**（positive thinking）と、マイナスに働く**消極的思考**（negative thinking）がある。前者は、合理的、現実的、挑戦的、自己肯定的な意味内容を伴っており、後者は、非合理的、非生産的、不安生産的、自己批判的などを特徴としている。

アスリートは自己に対する語りかけ（**セルフトーク**）によって、試合中に生じた消

[1]「試合になると動きが小さくなってしまい、普段の力を発揮できなくなってしまう」という主訴で来談したアスリートは、カウンセリングのなかで、「まわりからのアドバイスをすべて受け入れる」「体重のコントロールのために毎日7回体重計に乗る」「手帖のスケジュール表に空白があると不安」などと語った。競技での動きの小ささと日常生活のこころの窮屈さとが、イメージレベルで重なる（中込四郎（2007）『アスリートの心理臨床』道和書院）。

極的思考を積極的思考に変化させようとする。しかし、集中力を高め、不安を軽減し、自信を高める行動の変化につながる積極的思考になるのは容易ではない。実感が伴わない語りかけをいくら行なっても、その効果を実現できない。ここではメンタルトレーニングで指導される心理スキルの1つとなっている、積極的思考への変換方法について紹介する。

■陥りやすい消極的思考パターンの理解

どのような場面・状況で自分が消極的思考に陥りやすいのか、そしてそのことがパフォーマンスとどのように関わっているのかを理解することから始める。

それには図1-4のボックス（空白）が役立つ。**認知**と**情動**のボックス部分は後回しにして、まず、結果的にパフォーマンス発揮が不十分に終わってしまう「**劣勢場面**」（苦手とする状況、不測の事態）を記入し、さらにそのときのパフォーマンスを「結果」に記述する。たとえば、「相手が予想以上に強い、あるいは、想像していた攻撃パターンと違う」といった劣勢場面では、「普段通りのプレーができない」など。あくまでも、自身の競技場面でしばしば経験する事柄を記入する。

次に、そのときの「認知」（認知的変化、思考）と「情動」（生理的変化）について記入する。記入される認知の多くは、ここで問題としている消極的思考

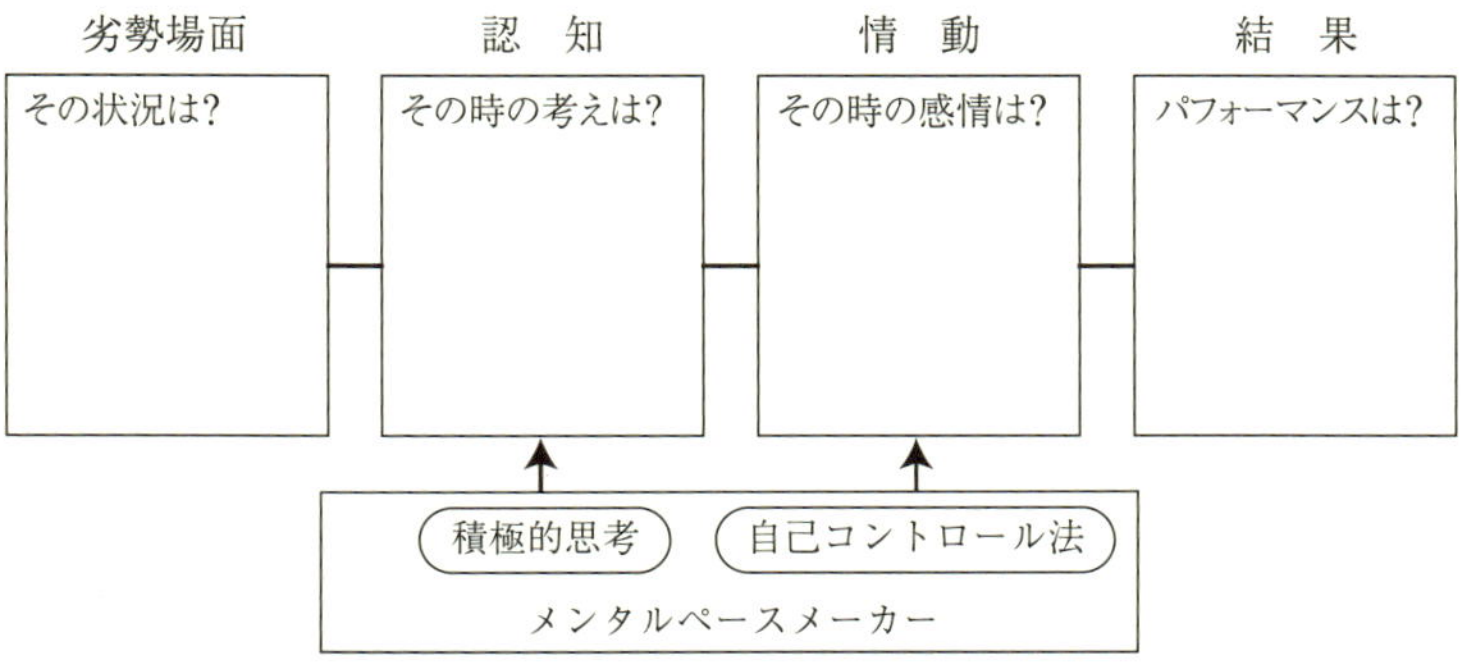

図1-4　劣勢場面での対処法

に含まれる内容（たとえば、「これでは勝てるわけがない」）、そして情動は、それに伴って生ずる気持ちや感情の動き（たとえば、どきどき、イライラ）である。

こうすることによって、劣勢場面と結果の間に認知や情動が介在していることが理解される。つまり、劣勢場面が結果としてのパフォーマンス混乱のきっかけとなっているが、その間の認知と情動が両者のつながりを強めており、一連の流れを食い止めるには、認知と情動への働きかけが必要であることを理解する。認知に対しては積極的思考への切り換え、そして情動に対しては自己コントロール技法の適用によって、パフォーマンスの混乱を防ぐことになる。

■積極的思考への切り換え

前述のような方法によって、自分がどのような消極的思考に陥るのかを知り、事前に自分に相応しい積極的思考内容への置き換えをはかっておく。その置き換えのための原則としては、次の3点が考えられる。

- ・内容が積極的であること
- ・単純な肯定文であること
- ・現在進行形を使用すること

単純な肯定文とは、「私は負けない」「ミスをしないよう集中する」といったような否定文を用いず（積極的思考とはいえない）、しかもあまり長くないことである。また、現在進行形を用いるには、「もっと楽しんでやろう」などの命令形や未来形ではなく、「私はプレーを楽しんでいる」などの表現をする。このように積極的思考内容に置き換えられたものをセルフトークするのであるが、現在形を使用した方が自己暗示的な働きが強いと考えられている。

このような原則に従って置き換えをはかるが、自分にとって「しっくりする」内容でなければならない。先ほどの劣勢場面の例において、「勝てるわけがない」「負けるかもしれない」といった消極的思考をあげたあるスポーツ選手は、「だんだん燃えてきた」「プレーを楽しんでいる」と置き換えている。

自分が陥りやすいパターン、そして消極的思考内容に対して、事前の理解を深めておき、しかも積極的思考への変換を容易にしておくことが大切となる。

■積極的思考と自己コントロール技法の結合

事前に準備した積極的思考を劣勢場面でセルフトークしても、認知の改善がなされない場合がある。一般的には、まず情動面への働きかけ、つまり自己コントロール技法の適用を優先する。これには、リラクセーションを目的とした技法の適用によって、まず、消極的な認知－情動の**悪循環**を断ち切る（流れを止める）ことが必要となる。それによって積極的思考を生み出すセルフトークが効果的に作用する、心理的ベースをつくるのである。

さらに、情動面への働きかけは、身体への働きかけと組み合わせることによって、積極的思考を現実の行動につなげるうえでもより有効となる。たとえば、テニス選手が「ゲームに集中している」との積極的思考をセルフトークしているときに、感触を確かめながらボールをゆっくり突いたり、微妙にずれたガットに注意をもっていき、補正したりするなど、身体感覚を重ね合わせることによって、よりよく自己コントロールができるのではないかと考える。

図1‐4では、積極的思考と自己コントロール法の2つを**メンタルペースメーカー**[2]として位置づけている。両者は、選手の実力発揮に関わる心理的要素を調整し、積極的思考を促し、安定したパフォーマンスを導くので、心理面のペースメーカーとしての機能を果たすのである。

[2] メンタルペースメーカーは、心臓に装着されたペースメーカーのように、アスリートの実力発揮に関わる心理的要素を調整し、安定したパフォーマンスの遂行を導く心的装置として仮定されている。そこでは、積極的思考と自己コントロール法の2つが手がかりとなる。

1-8 イメージトレーニング

イメージをうまく活用する

アスリートは**イメージ**を動きづくり（運動学習）だけでなく、さまざまな状況、目的で活用している。それは図1‐5に示すような関係が想定できるからである[1]。**予期不安**に代表されるような「こころの中で消極的な思いをえがく（たとえば、ミスするのではないか）と、体がそのような結果を生み出す」のを経験する。その逆に、体の変化がこころの変化を引き起こすこともある。そこではイメージの介在によって、両者の関係が強められていると考えられる。もしそうであるならば、介在しているイメージを変えることによって、こころや体のあり様を変化させられるのではないか、と期待をかけているのである。

■**イメージの多様性**[2]

アスリートのメンタルトレーニングでは、**リラクセーション技法**と**イメージ技法**が中核的な技法として採用されている。リラクセーション技法が採用されるのは、競技種目を越えた共通性の高さがあるからであろう[3]。イメージ技法の場合、以下に紹介す

［1］山中は、「こころとからだをつなぐ中間の位置に、〝イメージ領域〟を想定することで、両者の矛盾を含んだ統一的な理解に至る」と述べている（山中康裕（1996）「創刊にあたって」臨床心理身体運動学研究 1-1: 1-2）。この主張を手がかりに、図示してみた。

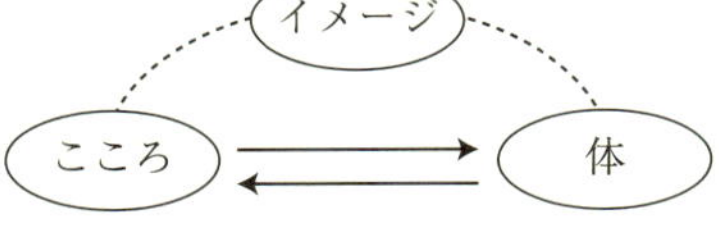

図1-5　イメージとこころ，体

［2］中込四郎（編著）（1996）『イメージがみえる』道和書院、において、アスリートのイメージトレーニングについて詳述している。

るようにイメージは多様であり、その「多様性」を背景に、さまざまな技法がある。

①イメージの種類

一口にイメージといっても、さまざまな種類に分けることができる。二分法的な分類に従うと、

・内的イメージ（筋感覚的）と外的イメージ（視覚的）
・観察的イメージ（見ている・受動的）と体験的イメージ（遂行している・能動的）
・意図的イメージ（課題設定）と自発的イメージ（内発的）
・内界イメージ（主観的）と外界イメージ（客観的）

といった種類に分けられる。

実際のイメージ想起においては、たとえば、外的なイメージ想起を求めても筋運動感覚的なイメージを伴うことがあるように、それぞれが明確に分かれて想起されることは少ないが、主としてどのイメージを用いるかは、目的に応じて使い分けていく。

②イメージの機能

種類の多様性に加えて、イメージの働き（機能）にも多様性が認められる。以下では、スポーツとの関連において重要なイメージの代表的機能について述べる。

・**行動誘発機能**　アスリートは試合前、これから自分がやろうとする競技場面での専門的動きや行動を、イメージで先取りする（**メンタルリハーサル**という）。事

[3] 各種のメンタルトレーニングプログラムでは、リラクセーション技法をプログラムの早い段階で組み入れている。呼吸法、漸進的弛緩法、動作法、自律訓練法などが実施されている。

前のイメージ想起によって実際の動きにスムースに移行できるのは、イメージの行動誘発機能に支えられているからである。

・**行動形成機能**　新しい技術を学ぶときに、まずイメージをつくってから実際の動きを試みる。事前のイメージ想起は、これからやろうとする運動課題の遂行に必要とする運動プログラムを明確化し注意を集中させる。そしてわずかとはいえ、実際の動きと関連する脳や筋の活動を引き起こすといわれている。

・**行動修正機能**　問題となる動きや状況をイメージ想起して問題状況の明確化をはかったり、新たなイメージを重ねたり、置き換えたりすることによって、イメージレベルでの問題解決を試みる。

・**動機づけ機能**　イメージ想起には、情動的側面が伴うことが多い。たとえば、競技会を想起課題としたとき、競技行動だけでなく、観衆の声援や自身のなかでの緊張感なども一緒に体験する。また、相応しい状況をイメージすることによりリラクセーションが促進されるので、より深い体験が引き起こされる。

③ イメージ技法の展開

種類や機能において多様であることから、必然的に、メンタルトレーニングプログラムのなかで、さまざまな展開が可能となる。次にこの点も踏まえながら、**イメージトレーニング**の進め方の基本原則について述べる。

■イメージトレーニングの展開

一般に、イメージ想起に先立って、**リラクセーション**が重要であるといわれている。リラクセーションにより右脳が活性化され、イメージ想起に適した状態を作り出すと述べている研究者もいる。経験的にも、緊張していたり、注意集中ができない状況でイメージトレーニングを試みても、想起が困難であり、また想起内容の深まりや広がりを期待できない。

次に、イメージトレーニングを継続していく場合、まずイメージ想起の基礎能力を高める必要がある。最初から複雑な課題設定をせず、身近な対象（たとえばアスリートの場合、スポーツ用具、練習場、チームメイト）を想起の手がかりとして用いる。最終的にアスリートは、一連の動きを課題としている。スチール写真のような静止した映像をイメージすることは少なく、ダイナミックな動きをイメージしなければならない。イメージの基礎能力向上への取り組みは、アスリートが専門とする種目の基礎的動き（技術）を日常的に反復することと重なる。

さらに、イメージトレーニングでは、設定した課題を「できるだけ鮮明に」（**鮮明性**）、そして「自分の思った通りに」（**統御性**）想起するといった2つの要素を考慮しながら進めていく。鮮明性においては、最初、視覚的要素（映像）が想起されやすいが、課題に応じて徐々に筋感覚や感情イメージも加えていく。統御性に関しては、想起課題の視点を変えたり（たとえば、正面から見たり、後方から見たりするなど）、イメージ想起されたものを消去したり再生したりするなど、意図的に変換していく。

イメージによって、こころや体のあり様が変えられるとはいえ、それは容易なことではない。一定のルールに従って、継続的なトレーニングを必要としている。

■イメージ想起を促進する工夫

単に課題設定をし、イメージ想起を繰り返すだけでは、行動や心理状態の変化をあまり多く期待できない。ここでは、アスリートの専門とする理想的な競技行動を課題設定にした例に基づいて説明する。

①課題の明確化

イメージ想起をする前に、課題の明確化を行なう。表1-2に示すように、設定した課題をいくつかの局面に分け、それぞれの内容説明、そして各局面で注意すべき動きのポイント（チェックポイント）を記述する。面倒な作業ではあるが、こうすることによって自身の専門的動きの理解にもつながる。[4]

表1-2　主要動作のチェックポイントの例（中込, 1996）

主要動作のタイトル：ゴール前20m付近，中央のマイボールスクラムから右に展開してトライ

局面	内容	チェックポイント	キューワード
1	SH→SO→CTB→（自分）とパスをつないで自分がボールをもらうまで	トップスピードで縦に突進しながらしっかりボールを両手でキャッチする感触	生タマゴ 愛情
2	右足でステップを切って左側に動き，相手をかわす	右に動くように見せかけながら，左側に切り込んでいく時に，右足で地面を力強く蹴る感触	棒
3	タックルに来た相手をハンドオフで倒す	右手のひら全体で相手の顔を押し潰す感触	てっぽう
4	ゴールポスト 右わきにトライ	両手でしっかりとボールを抱きしめながら，ダイビングでゴールエリアに飛び込む時の感触	ロケット花火

②キューワードの活用

キューワードは、「手がかり語」ともいわれている。動作の特徴やポイントを、短いことばや象徴的な表現に置き換え、そしてイメージ想起中にそれらの内容をセルフトークする（重ね合わせる）ことによって、イメージの鮮明性を高める。あくまでも、自分にとってぴったりするキューワードを設定する必要がある。

③動きを模倣（表現）する

イメージ想起を阻害しない範囲で、体の一部を用いて想起課題のエッセンスを模倣する。たとえば、体のさばきを手のひらで表現したり、リズムを指先でとってみたりする。

実際の運動は、各局面に分かれて遂行されるわけではないので、イメージトレーニングでは、各局面ごとにゆっくりイメージ想起し、それを何回か繰り返すが、各トレーニングの仕上げでは、一連の動きを通常のスピードに戻してイメージ想起するのが好ましい。

［4］チェックポイント表が完成したら、局面ごとに記載された内容を読み直し、記憶にとどめる。そしてその後、ゆっくりと各局面の順序に従ってイメージ想起をしていく。

1-9 スポーツ・モニタリング・トレーニング

アスリートの実力発揮には、さまざまな心理的要因が関与している。「**あがり**」に代表される心理的緊張や不安による試合でのパフォーマンス低下には、情動のコントロール能力が強く関係している。安定した実力発揮を実現するアスリートは、個々の技能の習熟度合いが高いだけでなく、その技能遂行に相応しい情動状態にコントロールする能力が高い。優れたアスリートはそのための精度の高い「こころの物差し」をもっているのではないかとさえ思われる。しかしながら、技能とは異なり、一般的に情動のコントロールは難しいといわねばならない。

■覚醒とパフォーマンスの関係

今から110年ほど前、ヤーキーズとドッドソン[1]はネズミを被験体とした色弁別学習の実験を通して、覚醒の強さとパフォーマンスとの間に「**逆U字関係**」が成立することを明らかにした。つまり、覚醒水準の高まりに伴ってパフォーマンスの上昇がみられるが、ある至適水準を超えてさらに覚醒が増すと、逆にパフォーマンスは低下す

[1] Yerkes, R. M. & Dodson, J. (1908) The relation of strength of stimulus to rapidity of habit-formation. *Journal of Comparative Neurology and Psychology, 18*: 457-482.

彼らが導いた覚醒とパフォーマンスの関係を大まかに図示すると、次のようになる。その後、両者の関係については、さまざまな角度から検討がなされ、より精緻な理論化が進んでいる。

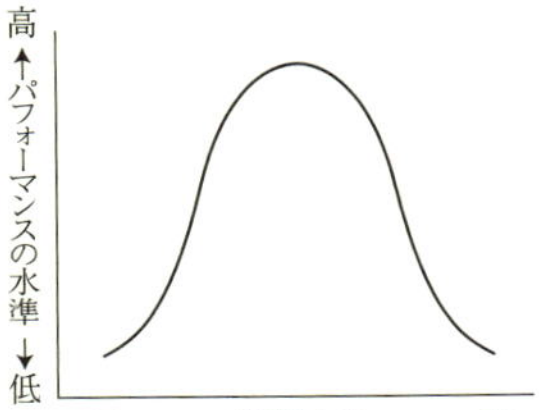

図1-6 ヤーキーズ・ドッドソンの法則

るというのである。これが「逆U字仮説」、あるいは**ヤーキーズ・ドッドソンの法則**と呼ばれるようになり、その後の研究者らによって、基本的に検証されてきた。

彼らの導いた法則は、「興奮しすぎていたり、醒めすぎていてもだめで、適度に興奮していた方が物事はうまくいく」ということであり、体験的にも納得がいく。現場のコーチが選手に向かって、「少しぐらいあがった方が良い」と檄を飛ばすのは、理にかなっているといえる。

しかしながら、個々にとっての「適度な」興奮状態（**至適覚醒水準**）を同定することはやさしくない。学習者の習熟度が高くなると、この至適覚醒水準の幅が広がるといわれているが、それだけでなく、安定した実力発揮ができるアスリートは、そうでない者よりも自身の至適水準への体験的理解がなされており、その水準に近づける能力が高いことを特徴としている。

■自己モニタリング

多くのアスリートが、トレーニング日誌をつけている。練習や試合を振り返り、そこで経験した事実や心理面について記録していく作業は、自分自身を客観的にとらえ、理解を深める。「自分の行動に注意を向け、観察し、記録して、行動の修正を行なうこと」を**モニタリング**という。情動のコントロールや自己への気づき、および認知能力を高めるうえでも、**自己モニタリング**は有効である。

情動のモニタリングを繰り返すこと（そのときの情動と状況を想起し、主観と何らかの方法による客観的評価との対応を試みる）によって、不安や緊張といった情動による影響を以前よりも軽減できる。情動の継続的モニタリングは、心理面に適切な注意を払うようになり、その結果、自分の情動面への気づき能力を高め、望ましい心理（情動）状態に近づけられるようコントロール能力の向上につながる。

試合が近づくと、多くのアスリートはベストコンディションで試合に臨めるように、トレーニング内容に変化を加える。個人差・種目差があり、大雑把な言い方しかできないが、一般的にはトレーニング量や頻度を減らして疲労を除去し、その分、試合を想定した内容を取り入れたりしながらトレーニングの質を高めていく。これを**テーパリング**あるいは**ピーキング**と呼んでいる。これらはもっぱら身体面を中心としたものであるが、試合で最高のパフォーマンスを達成できたときには、これらの方法によって同時に心理面の調整もなされていたと推測できる。

情動面を中心としたモニタリングを日常的に継続していれば、心理面からの調整に自覚的な取り組みができる。また、情動面と身体面のモニタリングをうまく結合できると、アスリートの調整法としてさらに有効となるはずである。

■スポーツ・モニタリング・トレーニング

崔・中込は、アスリートのモニタリング能力向上を目的としたトレーニング法を開発している。[2] やや煩雑ではあるが、図1-7のような「**心理的コンディショニングシート**」（自己記述式）に従って、情動、パフォーマンス、日常生活項目についてチェックを2、3ヶ月継続していくと、そのトレーニング効果を認めることができる。図1-7に示すトレーニングシートの記入方法について説明する。

シートAには、パフォーマンス発揮に阻害となると思われる情動項目、そして役立つ項目がそれぞれ記載されている。そのなかから自分にとって影響力の強い項目を5つまで選び出し、それをシートBの左端に書き入れる。その他、用意された選択項目以外で必要なものがあれば加える。そしてパフォーマンスに関しては、自分にとって重要な観点または評価基準となる内容を、それぞれのことばで記入する。

図1-7の例はあるサッカー選手がパフォーマンスチェック項目としてあげたものである。それぞれの項目について、8件法（0：ぜんぜん感じない〜7：非常に強く感じる）で評価を継続していく。さらにコメント欄は、その日の印象に残った事柄を自由に記述していく。

1ヶ月ほど継続して、パフォーマンス評価が相対的に高い日にち（パフォーマンス評価における合計得点の上位20〜30％にあたる日にち）を抽出し、該当する日の情動内容ごとに対応を試みる。それによって、高いパフォーマンス発揮につながる各個人における適切な情動範囲が定まってくる。[3] また、こうしたトレーニングの継続によって、最適な情動範囲に適合する頻度が増し、パフォーマンスレベルの向上も認められる。

[2] 崔回淑・中込四郎（2006）「IZOF理論に基づいた心理的コンディショニングシートの改良」スポーツ心理学研究 33-2: 49-59.

[3] 個人ごとに該当する日の情動得点の ±1/2SD の値を求め、その得点範囲にある場合、最適な情動水準（in-zone）とし、それより低い得点を below-zone、さらに高い得点を above-zone と3水準に分類する。

シートA

パフォーマンスを阻害する情動	パフォーマンスに役立つ情動
恐怖，おびえ	意欲的，エネルギッシュ，精力的，活発さ
怒り，攻撃的，腹立たしい	リラックス，くつろぎ，心地良さ
いらいら感，苦悩	落ち着き，平静さ，平穏
心配，不安，懸念	快活，自信，安定感
混乱，動揺，不満	確信，確定感
落胆，意気消沈，抑うつ	喜び，興奮，陽気，スリル
不信感，不確実感，不安定，優柔不断	勇気，果敢，大胆，威勢
無力，怠惰，不活発，面倒くさい	満足，充実
激しい，感情的，すさまじい	期待，どきどき，激励，活気
神経質，みじめ，悲しい，陽気	気楽，のんき，楽しい
緊張，重苦しい	快適，快感
疲労，退屈，消耗感	敏捷，すばやさ，機敏
その他（　　　　）	その他（　　　　）
1N：　疲労	1P：　自信
2N：　無力	2P：　意欲的
3N：　不安	3P：　落ち着き
4N：　いらいら感	4P：　リラックス
5N：　重苦しい	5P：　期待

＊上記の2つのカテゴリー（阻害＆役立つ）からそれぞれ5つの言葉を選んで，一番高い情動（1N，1P），低い情動（5N，5P）まで転記して下さい（その他を含む）

シートB

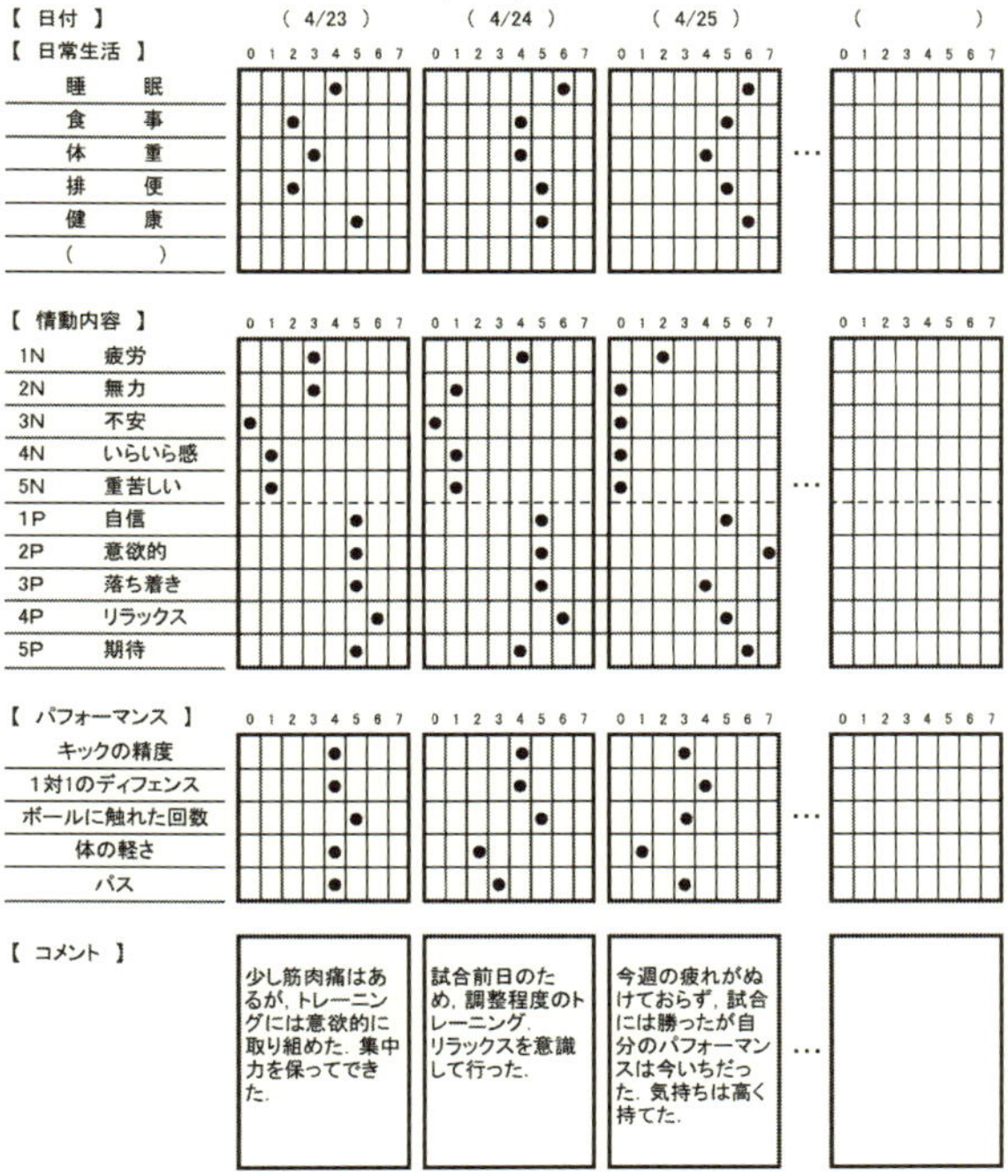

図1-7　改訂版心理的コンディショニングシートの記入例（崔・中込，2006）

るようになる。また、パフォーマンスと情動との継続的な照合によって、両者の関係について理解を深め、そしてコントロール能力を高めていくようである。

さらに、崔・中込はモニタリング・トレーニングによる心理的変化を検討するために、**「スポーツ・モニタリング能力尺度」**を開発している[4]。この尺度は、選手の「動機づけ」「気づき」「意図性」「統制感」といった4つの下位要因から構成されており、種々の角度から尺度の信頼性や妥当性が確かめられている。継続的モニタリング・トレーニングの前後で本尺度得点を比較すると、いずれも有意な上昇が認められ、これらの4要因が本トレーニングの効果を支える認知要因としても位置づけられるようである。

以上本稿ではモニタリングによる認知の向上について述べてきたが、「わかること」(至適情動状態)と「できること」(その実現)との間には溝があり、体験的な理解を重ねていく必要がある。

[4] 本尺度は4因子29項目から構成されている。質問項目については、崔らによる論文のなかで紹介している(崔回淑(2009)「スポーツ・セルフモニタリング能力尺度の開発」筑波大学体育科学系紀要 32: 43-52)。

1-10

ソーシャルサポート

まわりの人的資源を活用する

われわれが「こころ」の問題を抱えたとき、そこには少なからず他者の存在が関わっている。他者の存在を強く意識しなければ、問題の多くは生起しないのではないかとさえ思われるときがある。ところが、その問題の解決において、逆に他者の存在あるいは支援が大きな意味をもつこともある。自分を取り巻く**人的資源**をうまく役立てられると、心理的問題の予防や改善につながる。

■スポーツ場面でのソーシャルサポート

社会心理学を中心に、**ソーシャルサポート**（social support 以下SSと略記）の精神的健康に与える影響について盛んに議論されてきた。SSは、「ある人を取り巻く重要な他者（家族、友人、同僚、専門家など）から得られるさまざまな形の援助」と定義されている。この定義に従うと、スポーツ場面におけるSSは、「選手を取り巻く周囲の他者（コーチ、トレーナー、チームメイトなど）から得られるさまざまな形の援助」ということになる。

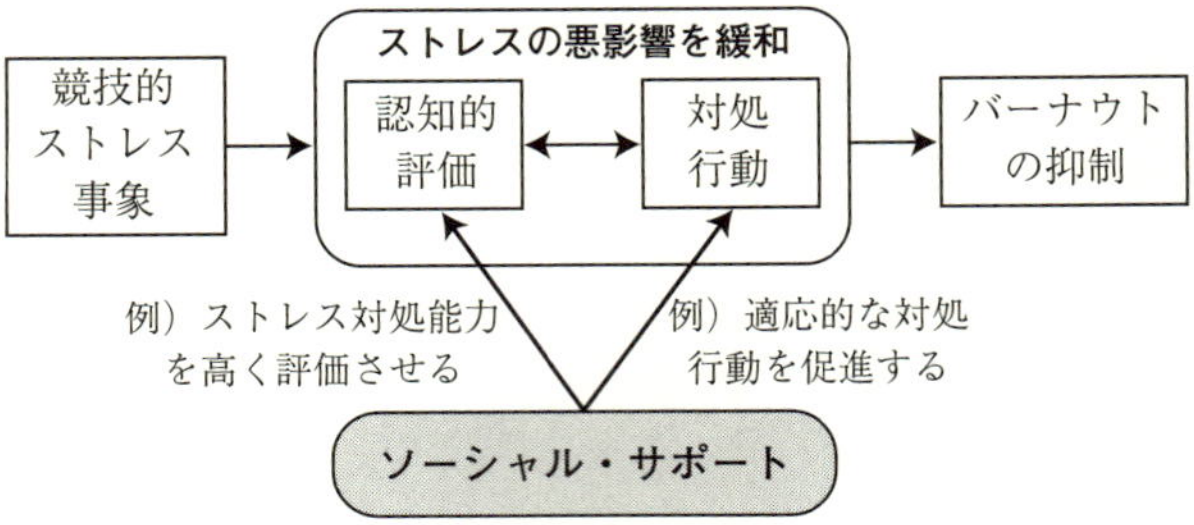

図1-8　ソーシャルサポートのバーンアウト抑制モデル（土屋, 1994）

SSがアスリートの心理的問題の軽減や改善に役に立つことが報告されている。たとえば、体と同時に心理的問題でもあるアスリートの負傷に対して、SSは予防や負傷後のリハビリテーションへの専心性に影響することが確かめられている。また土屋は、アスリートの**バーンアウト**に注目し、SSの効果を図の流れに沿って説明している[1]。

このモデルは、SSが問題を抱えたアスリートの競技ストレス事象に対する「**認知的評価**」と「**対処行動**」の両面に働きかけ、バーンアウトの抑制に寄与すると説明している。仲間から情緒面での支援を得ることによって、精神的な安定を回復し、おかれた状況をより正確に、そして柔軟に評価できるようになることが期待できる。また、周囲からの問題解決に有効となる情報提供などによって、望ましい対処行動を具体的に起こすことが可能となる。

スポーツにおけるSSは、選手個々の問題解決だけでなく、**集団凝集性**の向上（**チームビルディング**）に

［1］アスリートのソーシャルサポートの研究・実践は、土屋によって精力的に取り組まれている。土屋裕睦・中込四郎（1994）「ソーシャル・サポートのバーンアウト抑制効果の検討」スポーツ心理学研究 21-1: 23-31.

も効果を発揮する。

現代の若者をとらえて一部では、「相手を傷つけること、相手から傷つけられることを避ける傾向が強くなってきている」と指摘されており、他者との積極的な関わりを回避する傾向が若者に認められるようである。ところがスポーツ集団では、技術を介した協力、チームの勝利を目指した共同、そして個人の競技力向上につながるライバル関係、といったように、人間関係が集団内で求められ、そして日常的に展開している。

スポーツ場面では、メンバー間でのSS関係が良好に機能することによって、チームの凝集性が高まり、パフォーマンス発揮につながっていく。チームスポーツを対象とした**メンタルトレーニング**[2]において、メンバー間のコミュニケーションの促進をねらいとした介入によって効果が認められたという報告がある。

[2]「1-5 こころの強化」参照。

■ソーシャルサポートの構成要素

SSに関して、これまでさまざまな尺度が開発されている。土屋はそれらの既存の尺度からアスリートに相応しい項目内容を抽出すると同時に、大学運動部に所属している学生に「競技生活を円滑にすすめるために必要となる他者からの援助にはどのようなものがあるか」を問いかけ、具体的な項目の収集をはかっている。これらの手続きを経て、土屋は24項目からなる「**競技者用ソーシャルサポート尺度**」を暫定的に作

表1-3　大学スポーツ選手に必要なソーシャルサポートとその提供者（土屋, 2004）

サポートタイプ	サポートの内容（具体的な行動）	サポートの提供者
情緒的サポート（直接的）	理解・激励サポート（性格を理解し，叱咤激励してくれる）	チームメイト，先輩，コーチ（友人，両親）
情緒的サポート（間接的）	尊重・評価サポート（チームの一員として評価してくれる）	チームメイト，先輩，コーチ
道具サポート（直接的）	直接援助サポート（問題解決に一緒に取り組んでくれる）	コーチ，先輩，トレーナー（時に指導教官）
道具サポート（間接的）	情報提供サポート（有効な情報を提供してくれる）	コーチ，先輩，チームメイト
コンパニオンシップ	娯楽関連サポート（共通の趣味や娯楽活動を共有する）	チームメイト，友人，先輩

成した。本尺度を比較的競技力の高い大学運動部に所属する選手に実施し、収集された資料に因子分析を適用したところ、表1‐3に示す5つのサポート内容が明らかとなった。[3]
サポートタイプとしては、これまでの研究でいわれている情緒的サポートと道具的サポートに大きく分かれるほか、コンパニオンシップの機能をもつサポート内容が加えられている。表1‐3には、具体的なSS行動、ならびにそれらのSSの送り手として報告されることの多い人物についても記載されている。

■ソーシャルサポート機能の活性化

アスリートが自身を取り巻く他者との良好な関係を築くことは、彼ら

[3] 土屋裕睦（2004）「第3章　チームビルディングとソーシャルサポート」日本スポーツ心理学会（編）『最新スポーツ心理学――その軌跡と展望』大修館書店、pp.119-230.

の精神健康やパフォーマンス、そして集団機能の維持・増進につながる。

ここでは、「自分を取り巻く人間関係の分析を通して、その特徴の理解」や「自分にとって重要な人物（キーパーソン）の発見と自己理解」を目的とした方法について紹介する。

図1-9（次ページ）は、筆者の大学で行なわれている**メンタルトレーニング講習会**[4]に参加したある受講生の作業シートからである。ここでは、自分の競技生活にとって意味のある人・重要な人を最大10人までリストアップし、それぞれについて関係、人柄、接触頻度、重要度、そしてサポートの種類と内容（アルファベットは、a：情緒サポート、b：道具サポート）について表に記入していく。次に、表の情報を踏まえながら、図に各人物を位置づけていく。図は、「私」を同心円上の中心におき、各同心円は「私」からの「**心理的距離**」を意味している。説明するまでもなく、関係が近いと思われる人を近くに記載する。

こうした作業を通して、表の下に説明してあるように、受講生は自分にとってのキーパーソンを発見して認識を深めたり、競技場面だけでなく広く自身の人間関係についても理解していくようである。このような作業を通じて、あらためて現在の自分を支援している人を同定することによって、取り巻く人的資源の活用にさらに動き出していくものと期待できる。

[4] 所属大学内の常設機関としてスポーツクリニックがある。そこではフィジカルとメンタル部門に分かれ、活動が行なわれている。メンタル部門では、競技力向上・実力発揮を目的としたメンタルトレーニングの指導と、アスリートの心理的問題に対するカウンセリングが行なわれている。

［自分にとって意味のある人・重要な人］

番号	対象者	関係	人柄	接触頻度	重要度		サポートの種類と内容
①	M. A	母	おおらか	△	◎	a, b	どんな時も私を受け止め，応援してくれる。私が苦労しないようにと色々と必要な物を送ってくれる。
②	N. N	ライバル	まじめ	◎	◎	a	良きライバルであり，仲間。いい刺激を受けて頑張れる。
③	N. T	先輩	かっこいい	◎	◎	a, b	競技の面でも私生活でも相談に乗ってくれる。よくおごってくれる。
④	同期	部活	温かい	◎	◎	a, b	いつもはまとまりがないが，それぞれを理解し認め合っている。技術面の知識提供。
⑤	M. U	彼氏	優しい	○	◎	a	よく愚痴を聞いてくれる。私のことを良く理解し，支えてくれる。
⑥	M.A	指導者	怖い	◎	○	a, b	厳しい面もあるが，コーチの言うことを信じてやれば絶対に強くなると思う。技術面でも正しい知識を提供してくれる。
⑦	P. A	父	楽しい	△	◎	a, b	競技で辛い時も楽しませてくれる。金銭的支援。
⑧	B. A	弟	癒し	△	◎	a	良き理解者。
⑨	地元の友達	友達	優しい	△	○	a	帰ればいつも会う。会わない日々が続いてもお互いのことを想っている。何かあれば，すぐに連絡を取る。
⑩	競技での友達	友達	一生懸命	△	◎	a	試合や合宿でしか会わないが，いつも良い刺激を与え合っている。

［ネットワーク地図の作成］

ネットワークの特徴

意外にも，弟の存在や同期の存在が大きかった。両者とも自分のことを良く理解し，同じような立場で歩みを進めている存在。普段から仲がいいわけではないが，本当の自分を理解してくれている。自分をまるごと受け入れてくれる存在。

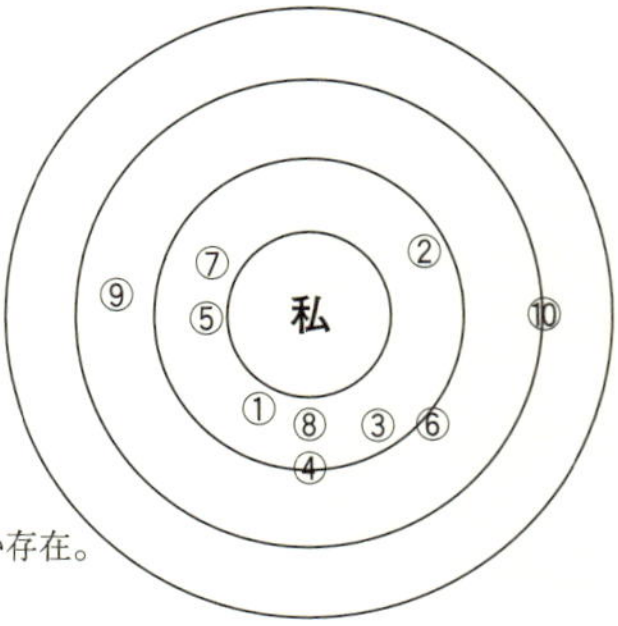

キーパーソンの発見

①⑦⑧—家族の存在は，競技生活を続ける上で欠かせない存在。
意外にも，特に弟が自分にとっては重要だった。

④—同期も普段はまとまりがないが，いざとなると自分のことをよく理解してくれている。彼らがいるから自分らしく競技に取り組めているように思う。

図1-9　ソーシャルサポートにおける重要な他者とネットワーク地図

（筑波大学メンタルトレーニング講習会資料）

1-11

スランプ

いくらやっても上達しない

長い競技生活のなかで、多くのアスリートが**スランプ**（slump）に陥った経験をもっているに違いない。メジャーリーグで9年連続、年間200本以上の安打を記録しているイチロー選手であっても、月ごとの打率が2割5分代に低下することがある。[1] スランプはアスリートにとって非常に大きな問題事象ではあるが、それを直接研究課題とする実証的取り組みは今のところ少ないようである。多様な要因が複雑に影響しあって生じており、スランプを十分に説明することは困難といえる。

［1］スランプは、個人内のパフォーマンス変動に基づき同定されるものである。したがって、同じ2割5分の打率であっても、通常の選手は別の受けとめ方をする。

■スランプとは

スランプの語源は経済学領域にあるといわれている。景気の沈滞・後退、不景気、暴落などの経済状況に対して、スランプという用語があてられている。また、心理臨床で問題となる**抑うつ**（depression）が同義で用いられてもいる。心理学領域では、学習曲線に認められる成績の停滞や後退現象をスランプと呼んでいる。同じように学習過程で生じる停滞に対して、**プラトー**（plateaus）と呼ぶ現象があるが、スランプを比較的学習の後期に生ずる現象として位置づけ、区別して考える立場がある。それに従うと、習熟レベルの低い者が成績の停滞を招いた場合、厳密にはスランプというよりもプラトーというのが正しい。また、一般的にはスランプを個人的レベルの問題としてとらえがちであるが、チーム全体においてもこの現象が認められる。

テイラー[2]は、スポーツにおけるスランプを、「その選手のそれまでの実績から割り出されるベースラインよりも、説明不可能な低下が認められるときであり、それは自然な成績の変動を越えたもの」であると定義している。さらにその原因として彼は、身体的側面（疲れ、ケガ、自覚されない疾患）、技術的側面（フォームの修正）、用具的側面（新しい用具の使用）、心理的側面（自信の低下、焦燥感、心的動揺）の4つをあげている。その他、スランプのきっかけとして報告される原因として、環境の変化（指導法の違い、所属集団の雰囲気、チーム内の立場の変化）がある。

しかし、スランプに陥った当初は、これらの原因がはっきりしないことを特徴としており、そのことがスランプの長期化、そして対処困難にもつながっている。また、本人から言及された内容が真の原因（一次原因）であるのか、それともそこから派生した内容（二次原因）であるのか、定かでないことがしばしばある。先ほどのテイラーは、打撃不振に陥り、打席に立つと不安になり自信を失ってしまったあるプロ野球選手が、眼科検診により視力の低下が認められ、それが原因で打つタイミングを狂わせてしまった事例を紹介している。当初、その選手は心理的要因を一次原因として言

[2] Taylor, J. (1988) Slum busting: A systematic analysis of slumps in sports. *Sport Psychologist, 2-1*: 39-48. スポーツ心理学領域でスランプを包括的に定義づけている、数少ない研究の1つといえる。

及していたが、さらにその引きがねとしての、新たな身体的要因の存在が明らかとなったのである。実際には、一次・二次原因を明確に断定するのは困難なことが多いといわねばならない。

■発症から対処までの過程

北野[3]は、指導者やアスリートに対して調査面接を行ない、彼らが語るスランプ時における行動的特徴と心理的特徴を分類し、図1-10のようなスランプの心理プロセスモデルを提示している。図1-10の流れに沿って説明を加える。

まず、明確な原因を同定できないまま、パフォーマンスの停滞・低下が生ずる。ここでは客観的な評価によるパフォーマンス低下だけでなく、調子が悪い、力を出し切れない、おかしいなどの主観的な評価によるパフォーマンス低下も含まれる。そしてアスリートは不安、自信の低下、焦燥感、競技意欲の低下、集中できないなどの心理・情動の変化を経験する。そこでは双方向の矢印で示すように、これらの心理面の動揺がパフォーマンスの問題をさらに悪化させている。そしてスランプであることを本人が認知し、原因の明確化や気づきを通して、解決に向

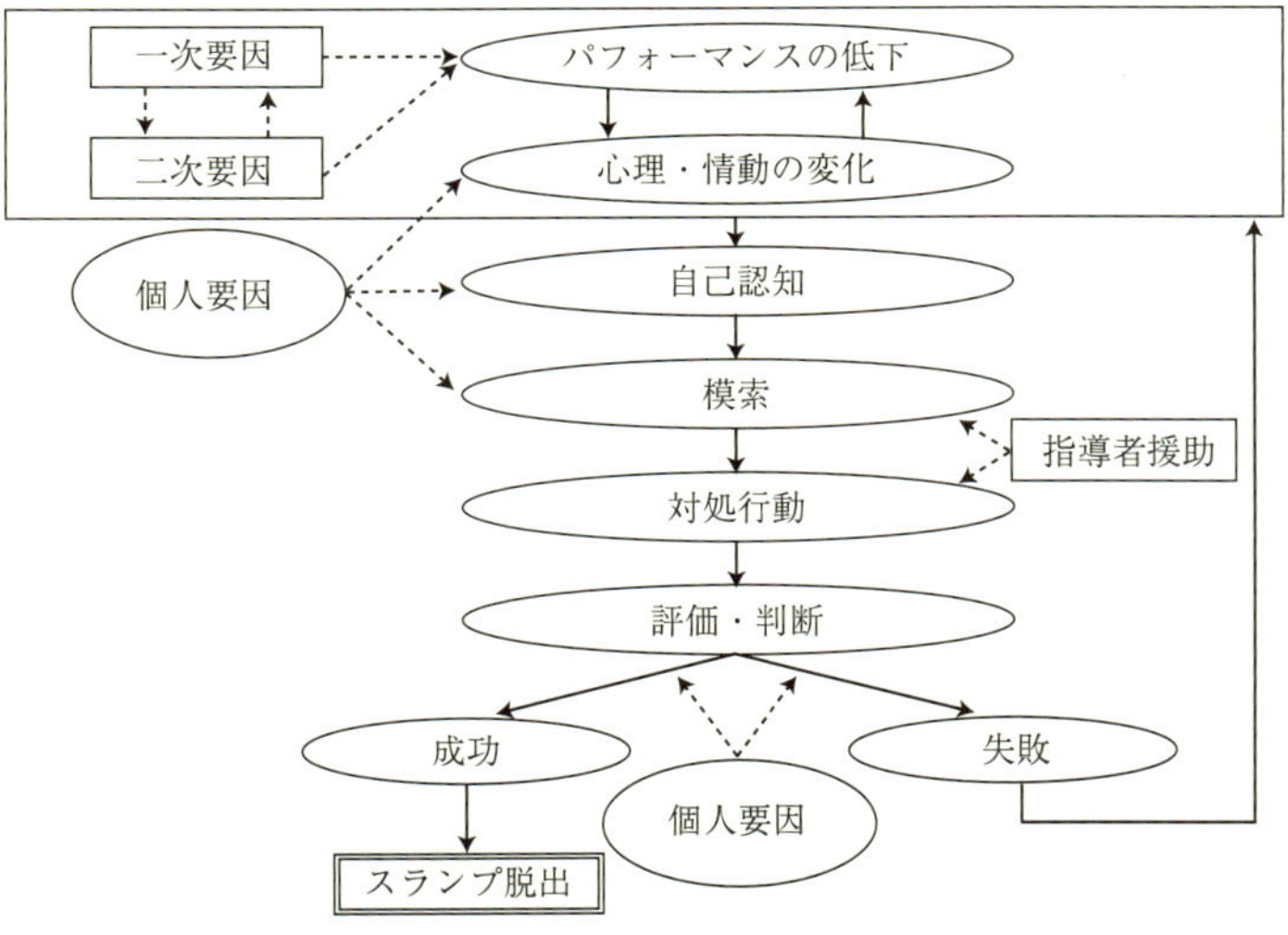

図1-10　スランプのプロセスモデル（北野, 2004）

けた対処行動がなされる。

模索や対処行動の段階では、指導者（チームメイトや家族・友人を含む）による助言や援助、ならびにビデオなどによる動きの客観化が重要となり、また試行錯誤的な繰り返しがなされる。

ハリーとロバート[4]は、野球選手のスランプの対処ストラテジーについて調査し、課題に焦点をあてる、基本に戻る、ネガティブにならない、より努力をする、適切なアドバイスを求めるなどの対処をあげている。その後対処行動が問題の解決を導けばスランプからの脱出となるが、失敗に終われればその結果がフィードバックされ、パフォーマンスや心理・情動面での悪化を引き起こし、スランプの長期化を招くことになる。コーチは選手がこのような悪循環にはまり込まないように、見方や考え方の転換をはかるためトレーニング環境を変えたり、ときには選手が競技から一時的に離れるのを勧めるといった対処法をとっている。

■スランプのカウンセリング

スランプを広義の競技不振としてとらえると、運動部不適応と同様に、**アスリートのカウンセリング**において比較的多くのクライエントが共通して訴える問題行動である。つまり、主要な来談理由となりやすいのである。異なるさまざまな心理的問題や課題を背景にもちながらも、それらがスランプとして自覚されやすく、そして訴えら

[3] 北野洋子（2004）「第3章 スランプに陥る心理プロセス」豊田一成（編著）『体育・スポーツのサイコロジー』アイオーエム、pp.44-65.

[4] Harry, P. & Robert, G. J.（1995）Ending batting slumps in baseball: A qualitative investigation. *Australia Journal of Science Medicine in Sport, 27-1*: 14-19.

れるのである。

したがって、カウンセリングでは、スランプによってアスリートが抱える心理的ストレスの軽減だけでなく、その背景にも注意を払いながら傾聴していく。カウンセラーの側がアスリートが望んでいるパフォーマンスの改善にとらわれると、カウンセリングはうまくいかないようである。さらに、学習曲線のなかで認められるスランプやプラトーを経過した後、向上的変化が生ずるように、スランプを契機に人格面での成長を遂げるといった視点も持ち合わせる必要がある。

また、スランプが引き金となってさまざまな心理臨床的問題を発展させるアスリートがいる（たとえば、バーンアウト、集団不適応、食行動異常）。このことは、前述したような一次原因が二次原因にすり替わって説明されるところとも通じる。したがって、カウンセリングルームを訪れるアスリートに対しては、慎重に訴えの背景に対応せねばならない。

たとえば中込[5]は、スランプに陥って不安や競技意欲の低下を主訴として来談したアスリートのカウンセリングのなかで、クライエントが語る動作レベルでの問題を象徴的に受けとめると、クライエントの内的な課題の理解に至ることがあると報告している。スランプの原因としてテイラーの主張するような要因が言及されたとしても、それらはスランプの引きがねとなるものであり、その背景には、さらに取り組まねばならない内的課題が存在する場合が多いことを考慮する必要がある。

[5] 中込四郎（2004）「スランプに陥り不安や競技意欲の低下を訴えたスポーツ選手の心理療法」臨床心理身体運動学研究 6-1: 55-68.

1-12

アスリートの燃え尽き

努力する割には報われない

競技スポーツの高度化に伴って、スポーツ選手の**バーンアウト**（burnout）の問題が注目されるようになった。スポーツ医学領域では、早くから**オーバートレーニング**[1]（overtraining）として扱われてきている。しかし、心理学領域では、オーバートレーニングをバーンアウト発症の引きがねの1つと考え、「なぜバーンアウトに陥るほどまでオーバートレーニング状態に自分を追い込んでしまうのか」といった個人差に注目していく。

■バーンアウトとは

米国の精神分析医のフロイデンバーガーが、自らのクリニックのスタッフに認められた問題をバーンアウトと称して報告したのが始まりといわれている。「長い間の目標への献身が十分に報いられなかったときに生じる情緒的・身体的消耗」と定義されることが多い。ようするに、「努力する割には**報われない**」といった経験を重ねることによって、抑うつ反応を昂じさせてしまうのである。心理学領域で研究されてきた

[1] 白山正人（1990）「精神面からみたオーバートレーニング——バーンアウトを含めて」臨床スポーツ医学7: 543-547. は、「バーンアウトは競技場面での個人的問題のほかに、指導者や仲間との対人的な問題が絡んでいる心理的な概念であるのに対して、オーバートレーニングは過剰なトレーニングによる慢性的疲労状態であり、医学的・生物学的概念としてとらえられる」と述べている。

学習性無力感[2]と重なるところがある。

当初、この種の問題行動は、看護士、教師、ソーシャルワーカーなどの対人専門職に従事している人たちに生じやすいとされ、研究対象となってきたようである。したがって、スポーツ領域では、アスレチックトレーナーやコーチのバーンアウトに注目が集まった。しかしながら、1980年代中頃から、記録の停滞、試合での敗北、ケガなどが引き金となり、無気力、抑うつなどの心理状態を呈した一部のアスリートに対しても、このバーンアウトの視点から問題をとらえようとするようになった。

岸ら[3]は、マスラックらの**バーンアウト尺度**を参考に、アスリート用の尺度を作成し、バーンアウトに陥ったアスリートの特徴として、「競技に対する情緒的消耗」「個人的成就感の低下」「チームメイトとのコミュニケーションの欠如」「競技への自己投入の欠如」の4つの側面を明らかにしている。その他、「情緒・身体的消耗」「競技に対する価値の低下」「達成感の低下」の3つの下位尺度から構成するレディケとスミス[4]の「アスリートバーンアウト質問紙」がある。しかしこれらの尺度が査定する特徴は、アスリートが他の問題を抱えた場合にも近似した心理状態を呈することが多く、これのみを診断の手がかりとするのは十分とはいえない。

■発症プロセスにおける特徴

バーンアウトの診断には、前述のような状態像のほかに、その問題が発症するまで

[2] セリグマンらは犬を被験体として、回避行動を生み出す嫌悪刺激を与えると同時に、その本来あるべき回避行動を不可能とする状況を実験的に操作した。それによって、自分の意図や行動と結果（嫌悪刺激からの回避）の非随伴性の認知が成立し、学習性無力感が形成されるとした。「3-2 学習性無力感」参照。

[3] 岸順治ほか (1988)「運動選手のバーンアウト尺度作成の試み」スポーツ心理学研究 15: 54-58.

[4] Raedeke, T. D. & Smith, A. L. (2001) Development and preliminary validation of an athlete burnout measure. *Journal of Sport and Exercise Psychology, 23*: 281-306.

のプロセスに関わる情報を加える必要がある。中込・岸[5]は、バーンアウト事例の検討を通して、発症のプロセスを大まかに「成功経験→熱中→停滞→固執→消耗」の段階に分け、発症に関連する要因を明らかにしている。

多くのバーンアウトアスリートは、過去の競技歴のなかで高いパフォーマンスをあげた経験をもっており、周囲からの高い評価や期待を受け、それにより自信を高め、さらに高い目標の設定を行なっている。このことを契機にさらに競技へコミットし、なかには競技状況（指導者も含めた）に過剰適応し、さらにはアイデンティティの手がかりの多くを競技に求める**「スポーツのみの同一化」**の状態を引き起こしている。

順風満帆とでもいえるそれまでの歩みを背景にもちながら、ケガ、集団不適応、指導者との関係の悪化などが引き金となり、競技成績の停滞・低下を経験する。バーンアウトアスリートは、そのような状況下におかれても、適切・柔軟な軌道修正（目標の修正、トレーニング内容の再検討、休養）ができず、さらに頑張り抜こうとする。つまり、競技に固執・執着し、「頑張る割には報われない」状況を重ねていく。

すでに高校生のときに国内のトップレベルにあったあるアスリートは、大学入学後の環境変化に適応できず、ストレスからケガや過食といった問題を抱え、バーンアウトを発症してしまった。そのアスリートは、「とにかく競技は続けるもの、続けなければいけないと思っていた」「辞めたいと思っても、実際に辞めることは考えられなかった。他に何をやってよいのかわからない」と、競技に固執せざるをえない状況を

[5] 中込四郎・岸順治（1991）「運動選手のバーンアウト発症に関する事例研究」体育学研究 35: 313-323. 本文中で断片的に引用されている事例について、さらに詳しい情報を得ることができる。

語っていた。そこには、競技に限定されたアイデンティティのほかに、完璧主義、執着、強迫的、高い要求水準、自己愛的などの、パーソナリティ特徴が関係している。

■バーンアウトの予防

バーンアウトに陥る局面は、対処行動の失敗との見方ができる。それは心身の消耗に至る前に競技からいったん離れたり、トレーニング方法や設定した目標の再評価をするなど、柔軟な対処行動がとれず、頑張り通そうとするからである。信頼関係が形成された者からの強い心理的保証がなされないと、彼らは対処行動の修正をはかるのが難しい。

バーンアウトの発症過程ならびにその機序からバーンアウトを「**燃え尽き**」と受けとめるよりも、その背景には「くすぶり」「不完全燃焼」といった心理状態のあることが了解される。結果的に心身の消耗を引き起こすのは間違いないが、バーンアウト者の感覚としては、「これだけ頑張ったんだから報われるはず、できるはず」との思いが強い。またバーンアウトアスリートのパーソナリティ特徴から、彼らが競技現場において、熱心、まじめ、完璧さを求めるなどの競技態度が認められることから、おそらく練習場面では、評価が高く、周囲には指導しやすい選手と映るはずである。したがって、予防的視点に立つならば、このようなアスリートは逆に注意を要するともいえる。

1-13 心因性動作失調

スポーツ選手の動きの混乱の背景に、技術や体力の問題というよりも、心理的要因が大きく関わっていることがある。特に、競技不振を理由に心理相談室を訪れるアスリートの面接過程で言及された動作の混乱をイメージレベルで受けとめたり、象徴的な視点からとらえると、そこにしばしば重要な心理的意味、あるいはメッセージが読み取れることがあり、動作の改善においては、心理面からのアプローチも配慮せねばならない。

■心因性

精神科疾患に対して、「体因性→内因性→心因性」といった大まかな順序に従って消去法的に診断を行ない、**心因性**であるとの診断がなされることがある。たとえば、心臓の異常や不安を強く訴えた患者に対して、心臓の外科的な検査を実施し、そして遺伝負因などについて情報収集をはかり、特にそれらから明確な異常や原因が見出されない場合、心理的要因による症状と診断する（不安神経症）。同じことが、スポーツ選手における動作の混乱や身体症状の診断においても一部適用される。しかし、スポーツ選手の動作の混乱では、実際に動作の狂いが生じていることが多く、少し状況が異なる。

いずれにせよ、心因性であるかどうかを判断する手がかりの1つとして、**状況依存性**と**反復性**がある。心因性の場合には、問題となる症状や動作がある特定の状況下に限定されて出現し、しかもそれが繰り返されるのである。周囲の者は、それにどことなく「不自然さ」を感じることになる。

しかしながら、問題行動が心因性によるところが大きいとの診断が下されたとしても、注意せねばならない。たとえば、「試合になると過度に緊張してしまい本来の動きができない」との訴えがあったとしても、「試合による緊張」がその**動作失調**の「引き金」となっていることは間違いないが、主要な「原因」であるかどうかはわからないからである。動作失調を生じさせた背後にある現象を、さらに明らかにしなくてはならない。だからといって、カウンセラーの側が原因追及(悪者探し)の姿勢でのみ関わっていくと、クライエントは防衛的になり、積極的に自身の問題に取り組んでいかなくなってしまう。心理療法の過程では、その問題が心因性であるからといって、心因を追求していくような関わり方を一時放棄せねばならないことがある。[1]

自身の不自然な動きをこころの問題に結びつけることには、誰にとっても大きな距離のあることを認めねばならない。また、体の問題の訴えによって、心理的な問題を

[1] 河合隼雄(1986)『心理療法論考』新曜社

周囲に投げかけているとするなら、それを心因性であると断定してしまうことは、訴える手段を取り去ってしまうことになり、さらに症状を強めるか、あるいは別の問題を生じさせるような結果を引き起こしてしまう。むしろ症状（訴え）を大切にしていく姿勢が必要であるといえよう。[2]

■心因性動作失調

スポーツ選手における心因性の運動機能失調については、岩田・長谷川[3]による野球選手の投球失調を問題とした相談事例の報告がある。彼らは、「……それらの失調の多くは、われわれの日常生活のさまざまな状況において見いだされる適応障害と同じ心理機制によって生起する」と述べている。このような主張を受けとめるなら、**心因性動作失調**の問題がスポーツ場面だけに限定されるのではなく、日常生活においても同種の背景をなす問題行動があることも考慮しながらアスリートに関わっていく必要がある。

この種の問題で来談するアスリートは、野球選手のなかでは投手が比較的多い。その一例をあげると、「キャッチボールをしていて、お互いがある一定の距離（マウンドからの距離、20m前後）になると自分の方のコントロールが乱れてしまう。自分のフォームばかり気になってしまい、きちんとした腕のスイングができなくなってしまう」（大学野球投手[4]）や、「投げることが怖くなってしまった。投球中、手が止まって

[2] アスリートの心理相談では、動きの混乱だけでなく、内科・外科的身体の不調も含めて、「身体」への言及が他のクライエントより多いように感ずる。それらの「身体」への訴えは、彼らのこころの守りとして働いていることがある（中込四郎(2006)「アスリートが語る『身体』の見方」臨床心理身体運動学研究7・8: 3-18）。

[3] 岩田泉・長谷川浩一（1981）心因性投球失調へのスポーツ臨床心理学的アプローチ」スポーツ心理学研究 8: 28-34.

[4] 中込四郎（1994）『メンタルトレーニングワークブック』道和書院

しまうような感じになり、コントロールが定まらず、フォアボールばかりだしてしまう」（高校生投手）、また「変化球では自分の思うところにある程度投げられるが、その変化球を活かすうえで大事なストレートでストライクをとることができない」（大学生投手）などの主訴で来談した投手がいた。

このような投球失調の問題を抱えるきっかけとしては、守備練習での悪送球や、投球時のコントロールミスによりバッターを負傷させてしまったなどがあげられる。それらが**心的外傷体験**（**トラウマ**）となり、恐怖症のような心性が強い場合には、治療的改善が困難で、時間を必要とすることが多い。

これらの事例は、共通して投球時の緊張や不安（予期不安）に言及している。カウンセリングのなかでは、自己コントロール法やリラクセーション技法の指導をする。ときには、苦手とする状況の程度に応じていくつか具体的な場面をリストアップしてもらい（**不安階層表**の作成）、不安の低い場面からイメージ想起し、リラクセーション技法によって不安や緊張を打ち消していく**系統的脱感作法**[5]を適用することもある。

カウンセリングを主体として継続される面接のなかでは、広く対人関係場面における自身の特徴や問題行動と向かい合うようになり、対人状況の改善に伴って当初の問題行動の軽減がなされていくこともある。また、動作の混乱の背景に、克服すべき心理的課題を認めるアスリートもいる。

個人戦では国内のタイトルをとるほどの競技力の高いアスリートが、ダブルスを組

[5] ウォルピは「逆制止」の原理に基づき、ある刺激場面で不安や恐怖反応を示すときに、それとは相容れない反応（たとえば筋弛緩反応）を生起させることによって不安や恐怖を誘発していた刺激とその反応の結びつきを減弱させる方法を体系化した。

むようになり、そのための練習中に**過呼吸**に陥り、動きのリズムが乱れてしまって来談してきたことがある。相談のなかで、「自分の目指しているレベルと相手のレベルの差を最初からある程度わかっていたが、あまりにも違っていた。でもいえない。どうやったら相手の力を引き出すことができるのかをむしろ考えてしまった」と語った。このアスリートから得られたほかの情報も加えると、問題となった過呼吸の症状（息を吸えるが、それに見合った分の息を吐き出せない）が、自分の気持ちを周囲に出せず、自分のなかに溜め込んでしまっている状況とオーバーラップするように受けとめられた。

■イップス

一般的に野球選手のこの種の問題行動は、心因性動作失調よりも**イップス**（yips）[6]の名称でよく知られている。田辺[7]はゴルファーを例にとり、イップスを「緊張のあまり身体がかたくなって（パターや各種のスイングが）うまく打てなくなることを総称します」と定義し、それは彼らがプレーのなかで日常的に「しびれる」と表現されてきたものであると述べている。さらに、「イップスということばを初めて使ったのは、トミー・アマーであり、１９６７年に出版された彼の『ＡＢＣゴルフ』という本のなかで、〝今までスムーズにパッティングをしていたゴルファーが、ある日突然緊張のあまり、ほんの数十センチしか打てなかったり、あるいはカップをはるかにオーバー

[6]「子犬が吠える」が語源といわれている。

[7] 田辺規充（2001）『イップスの科学』星和書店

するようなパットを打ったりするようになる病気を、自分がイップスと名付けた〟」と書いていることを紹介している。一般的には、野球やゴルフの世界では、イップスという呼び名で問題にされることが多い。

わが国の弓道では、古くから行射の過程で生ずる問題行動（癖）として、「早気《はやけ》」や「もたれ」が注目されてきた。これもまた心因性動作失調に含まれる。前者は十分弓を引かずに早いタイミングで射ってしまうことで、後者は射るタイミングになっても射ることができない状況をいう。古来より、これらの問題行動の克服の困難さが指摘されており、ときにはそれによって選手生命を断念せねばならない状況にまで追い込まれることもあるといわれている。同種の問題は、洋弓（アーチェリー）の選手からも訴えられることが多い。

1-14 スポーツセラピー

運動・スポーツは、競技スポーツ以外に教育、健康・医療、福祉といった領域のなかでも行なわれている。ここでは競技スポーツの話題から離れ、こころの健康の予防や治療を目的とした運動・スポーツの心理について述べる。このような領域に関心をもった人によって、スポーツ心理学とは別に「運動心理学」[1]（exercise psychology）との名称を新たに与え、独自の研究課題の設定や実践的取り組みがなされている。

■運動の心理的効果

ストレス軽減を目的として運動を処方する場合、次のような特徴（要素）を有するのが望ましいといわれている。有酸素、非競争（対他者・自己）、自己ペース、リズミカルな反復などの要素である。またそれらの運動を規則的な頻度、中程度の強度で、そして少なくとも20～30分持続することが必要であるといわれている。

運動の心理的効果については、さまざまな心理変数により確かめられている。[2] そのなかでも比較的多く取りあげている心理変数としては、抑うつや不安の軽減といった、

[1] 1980年以降、欧米を中心に急速に発展してきた新しい学問領域として位置づけられる。わが国ではすでに「運動心理学」を異なる意味合いで用いてきており、研究・実践内容を踏まえ、「**健康運動心理学**」との訳語を与える立場もある。

[2] 運動に伴う固有の感情変化を測定するためのさまざまな感情尺度が開発されており、荒井によって概観されている（荒井弘和（2004）「メンタルヘルスに果たす身体活動・運動の役割」日本スポーツ心理学会編『最新スポーツ心理学』大修館書店、pp.89-98）。

気分[3]に関するものがあげられる。健常者を対象とした運動処方では、これらの変数について必ずしも一貫した積極的効果が確かめられているわけではないが、臨床サンプルにおいては多くが効果を認めている。その他の心理変数として、**QOL**[4]（クオリティ・オブ・ライフ、生活満足）や**ウェルビーイング**（well-being、心理的安寧）といった広範囲にわたる側面や、身体像、有能感（自信）、自尊感情[5]などがある。さらに、中・高齢者を対象として、認知・思考機能（認知症の防止）や対人関係面からも、運動の心理的効果が注目されている。

退職は、仕事関係を中心として形成してきたそれまでの対人関係に大きな変更を迫る。会社生活から離れ、地域生活での新たな対人関係を築くうえで、運動がきっかけとなることがある。そして、運動を通した他者との交流は、気分や生活全般においても積極的な影響を及ぼすと考えられる。特に、高齢者の場合、運動による直接の効果だけでなく、運動を介した人間関係による心理的影響も大きいようである。

[3]「2-9　感情」参照。

[4]「2-5　QOL」参照。

[5]「3-7　自尊感情」参照。

■からだからこころへ

こころの疾患に対する運動の治療的活用に関心が集まっている。一部では、心理療法の補助的手段としての運動への期待から、スポーツと心理療法（psychotherapy）の合成語と考えられる**スポーツセラピー**（sport therapy）といった呼称を採用する人もいる。神経症、抑うつ症、統合失調症の患者や、思春期・青年期における不登校、非行、発達障害者などに、運動を適用した治療報告がなされている。

名称の妥当性については議論のあるところではあるが、精神科治療のなかで、広義の身体活動がこれまで利用されずにきていたわけではない。早くから作業療法やレクリエーション療法として位置づけて、さまざまな身体活動が治療的に用いられてきており、スポーツセラピーもその流れの延長線でとらえることができる。

また、心理臨床の領域では、自己理解や自己成長（変革）を目的とした各種の**ボディワーク**（body work）に関心が集まっている。その代表的なものとして、アレクサンダー法、ロルフィング、フェルデンクライシス法、ヨーガ、太極拳、野口体操、他がある。いずれも、「からだに働きかけこころを動かす」ことを共通としており、運動の心理治療的効果に関心が寄せられている。

■運動の心理療法価

心理療法理論を下敷きに、運動の心理治療的有効性（運動の心理療法価）について以下で説明する。それらは、運動処方によって実現可能と期待される心理体験として位置づけられる。[6]

①**自由な表現の場**　心理療法おける面接室そして治療者の存在は、クライエントにとって「守られた自由な空間」として機能する。そのなかでクライエントは本来の姿を取り戻すために自由に語り、ときには箱庭、描画などを通じて自己表現を行なう。

[6] 運動のメンタルヘルスに及ぼす効果については、生化学的な指標を用いた確かめが多くなっている。しかしながら、運動実施者の体験レベルに迫った心理面からのアプローチも必要と考える。

クライエントにとって運動は、自己表現の場（うっせきした感情のカタルシスの機能も含めて）となり、治療者との間で非言語的コミュニケーションを促進する。もちろん、治療的に機能するためには、治療者側が運動を介したクライエントからのメッセージを受けとめる必要がある。

②**治療的人間関係の促進**　心理療法による治療的変容は、クライエントと治療者との間に生ずる「治療的人間関係」に支えられている。治療のなかに運動を導入することによって、両者の治療的関係が深まり、一体感が増大し、建設的な人格変容への基盤づくりとなることが期待できる。

③**治療的洞察へのきっかけ**　多くの心理療法では、クライエントが問題の背景となっている要因への洞察を深めることによって治療的変容を引き起こしている。ジョギングやダンスを心理治療として用いている治療者は、運動が精神内界へ通ずる有効な手段となりえると主張している。また治療者の立場からは、クライエントの運動による身体表現により共感的理解がもたらされるのではないかと考えられる。

④**外界の認知的変化による内界の変化**　運動は自己表現であると同時に、外界に能動的、積極的に働きかけることにもなり、それによって外界の存在が感じられ、そしてさらに自己の存在を確認していく。運動による外界への働きかけ（たとえば、以前よりも課題がスムースにできる）や身体像の変化がフィードバックされ、内界の変化を引き起こし、それが新たな自己の発見・変容につながることがある。

1-15 運動の継続

運動の効果をあげるには､どのような運動をどのように実施するかが重要となるが､いずれにせよ､継続しなければ期待される効果はあげられない。[1]「運動は心身の健康に良いのはわかっているが､なかなか続けることができない」というように､運動に対する態度と行動が一致しないことが多い。最近は､運動の心理的効果の検証から､**運動継続**を促進するための手がかりを得ようとする研究に関心がシフトしてきている。ここでは､中・高齢者の**運動非実施者**に対する調査結果を紹介しながら､どのような要因が運動継続の阻害要因となっているのかについて述べる。それらは､対象年代を広げても参考になるはずである。

[1] 運動の効果や継続をもたらすには､1つに､至適運動強度下での実施であることが重要となる。それは､個々人にとっての「好み」や「快適さ」につながる運動強度である必要がある。

■運動行動を支える心理的要因

運動行動に関連する要因を大まかにとらえると､「先行要因」(過去の運動経験､余暇観､社会的規範､など)､「外的要因」(時間・環境・経済的要因､など)､そして「心理的要因」が考えられる。これらの要因が相互(双方向的)に影響しあって運動

表1-4　運動行動を規定する主な心理的要因とその具体例

要　因		要因の概念規定	具　体　例
心理的要因	情動	運動・スポーツ実施に対する情動的イメージ	楽しい，不安，億劫，好き，嫌い，爽やか，汚い
	有能感	体力・技術・学習能力における自信	体力に自信がある，上手にできる
	健康状態観	現在の健康状態の問題視ならびに健康への日常的な配慮，将来の健康に対する危惧	健康に対する自信・不安・食事などの行動統制
	個人規範	運動・スポーツ実施に対する主観的規範	運動はやる（やらない）べき，しなくてもよい
	結果予測	運動・スポーツ実施による結果（影響）の予測	健康になる，気分転換が出来る，時間がなくなる

行動が起こり（図1‐11参照）、そして継続、ときには非継続を招いている。健康のためにジョギングを始めたとしても、その後継続していくうちに、大会出場を目指したり、ジョギングを通じて得た人間関係に引かれるなど、同一の運動であっても動機の変容が生じる。それと同じように、運動行動に対する当初の心理的要因や外的要因による影響が、運動継続によって変化していくことも考慮する必要がある。

表1‐4は、これまでの調査研究によって明らかにされている運動行動を規定する主な心理的要因についてまとめている。「健康状態感」については、他とは異なり、関連性がやや多義的となっている。たとえば、専門医から運動を勧められて運動行動を起こすように、そこでは自身の健康状態を問題視したり、不安を抱えることがきっかけ

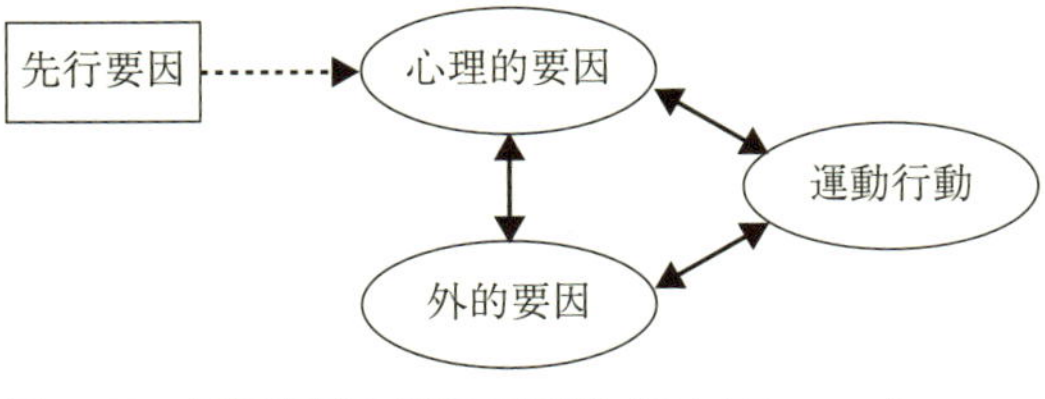

図1-11　運動行動と要因の連関（樋上ほか, 1996）

となっている。現状の健康状態に自信をもっていることが、運動に消極的な構えをもたらすケースもあれば、逆に、より強度の高い運動を志向する者もいる。

運動実施者と非実施者をこれらの要因ごとに比較していくと、了解できる差が認められる。しかしながら、「運動はやるべき」(個人的規範)や「運動によって健康になる」(結果予測)などの考えをもっていても、運動行動に結びつかない人もいる。そこで、以下では、運動非実施者に対するインタビュー調査で得られた資料により、別の角度から明らかにされた**阻害要因**について述べていく。[2]

■狭小化された運動・スポーツのイメージ

インタビューに臨む前に、質問紙により運動非実施者[3]を抽出しておいた。運動実施状況の確認も兼ねて、「どのような内容の運動・スポーツを基準として答えていただいたのか」について確認した。「運動には筋力と敏捷性が必要」「俊敏な動きというのがスポーツの第1のイメージ」「スポーツイコール根性、無理にやることはない」などのイメージ内容が返ってくることがある。このような運動・スポーツの受けとめ方をしている人であっても、「風呂あがりのストレッチを欠かしたことがない」「週末は、妻と時々ハイキングに行くことがある」「通勤で時間があるときは、ひと駅分ぐらい歩くことがある」など、日常生活のなかである程度定期的ともいえる身体活動を報告することがある。

[2] 樋上弘之らの報告する事例(樋上弘之ほか(1996)「中・高齢者の運動実施を規定する要因――心理的要因を中心にして」体育学研究 41-2: 68-81)を異なる角度から解釈し、阻害要因の抽出を行なっている。

[3] ここでは、図1-12(次ページ)に示すような基準で「運動非実施者」として分類している。

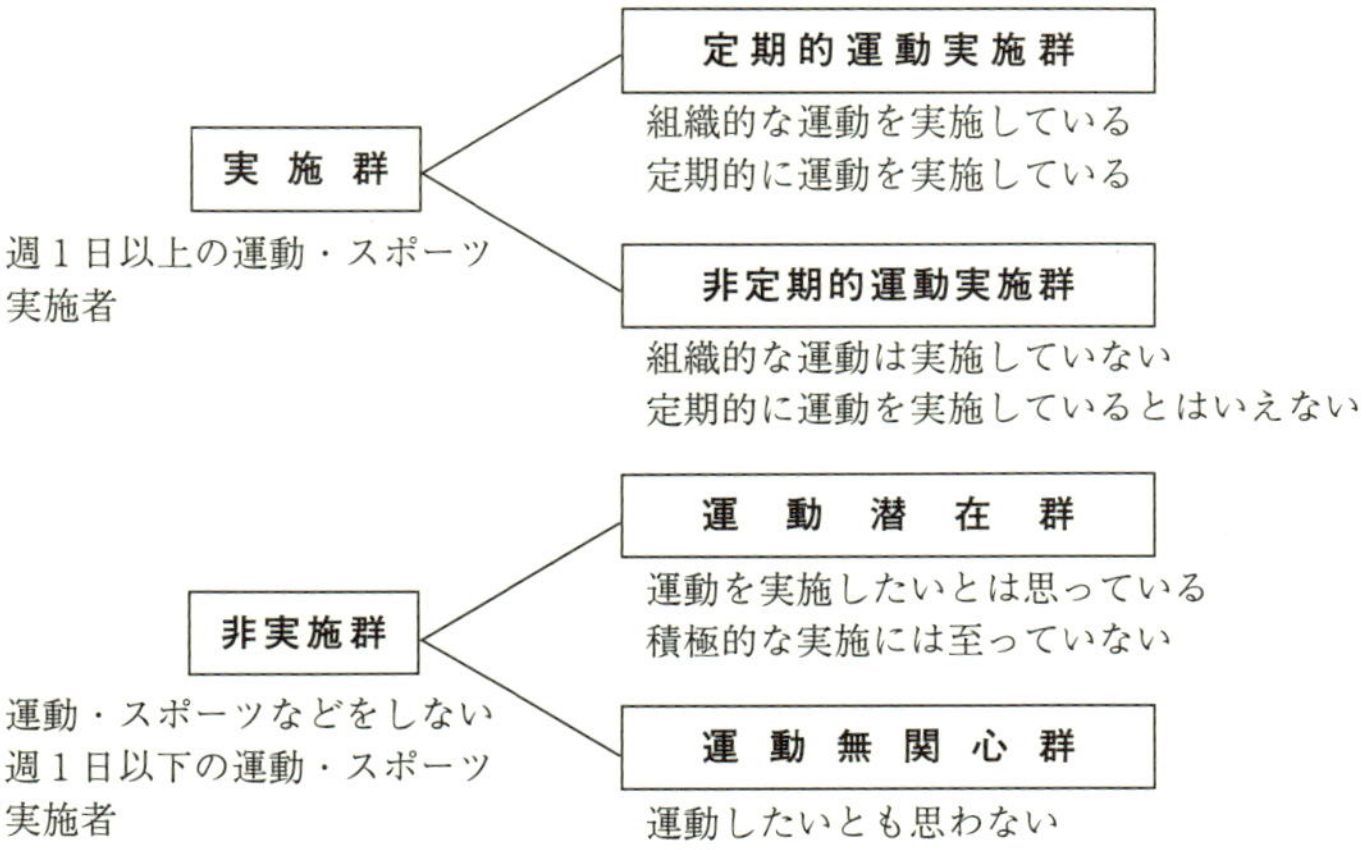
実施群
週１日以上の運動・スポーツ実施者
定期的運動実施群
組織的な運動を実施している
定期的に運動を実施している
非定期的運動実施群
組織的な運動は実施していない
定期的に運動を実施しているとはいえない
非実施群
運動・スポーツなどをしない
週１日以下の運動・スポーツ実施者
運動潜在群
運動を実施したいとは思っている
積極的な実施には至っていない
運動無関心群
運動したいとも思わない

図1-12　運動・スポーツの実施タイプ

非実施者のなかには、テニス、バレーボール、野球、サッカー、などの運動負荷の高い、競技性の強いスポーツ種目を判断基準としている人がいる。そしてこのような狭い運動のとらえ方が、運動実施に向けた消極的な構えにつながっている。身近な身体活動もまた運動であるとの認識あるいは保証があれば、運動実施をより身近に感ずるに違いない。

■自己概念の固定化

非実施者は、運動・スポーツの実施を通した特徴的な**自己概念**[4]（身体に限定して「**身体的自己概念**」を提案している者もいる）をもっているのが認められる。

「今から始めても自信がつくとは思

［4］自己の現状についての主観的信念であり、質問紙法による関連尺度が数多く開発されている。

いませんし、無理だとあきらめています。また、やっても楽しめるとも思いません」「運動は苦手、試したことがないからわからない。……自分のなかであきらめてしまっている部分がある」といったように、消極的な内容だけでなく、変容の見込み（期待）のなさも同時に強めている。

もちろん、「運動神経がにぶい。だから自信はない」としながらも、週3日1万歩の散歩を実施している人もいる。運動に対する低い有能感を中心とした自己概念の固定化が認められるが、先ほどのイメージの狭小化のないことが幸いし、それが抑制的に働いていないケースもある。

■個人的要因の外的要因へのすりかえ

インタビューでは、調査協力者が種々の角度から運動生活を中心とした問いかけに答えていくなかで、自身の誤りを修正したり、新たな気づきを報告することがある。

特に中年期における運動非実施の主要な原因として、**外的要因**（たとえば、忙しい、場所がない）に言及することが多い。ところが、インタビューのなかで、自身の生活時間、生活パターンをあらためて振り返る機会を与えられたことによって、「時間がないと言ったが、よく考えると週末はけっこう自由になる時間がある」「時間的な制約がそれほどあるとは思わないと理屈ではわかっているが、どうしても（健康に対する）切迫感がないと、そういう理由をあげてしまうのかもしれない」などと言及する人がいる。

■プロダクト効果予測への偏り

われわれが行為を起こす場合、「結果予期」や「効果予測」をどのように先取りするかは、そこでの取り組みを規定する。運動による効果を、「**プロセス効果**」と「**プロダクト効果**」の2つに便宜的に分けてみよう（表1-5）。前者は、運動を行なう過程で得られる楽しさや社会的交流などであり、後者は、健康になるやスマートになるなどの、一定期間継続されなければ得られない効果である。プロダクト効果のみを早急に求めると、その獲得可能性に対する自信の揺らぎが生じ、運動の継続実施から遠のいてしまう。

実現可能性の違いといえるが、プロセス効果予測を行なう者は、日々行なっている運動経験のなかで「**喜び体験**」があり、プロダクト効果予測に偏る者は、達成感を得がたい。

決して運動実施における外的（環境）要因を無視しているわけではないが、中・高齢者の運動・スポーツの実施状況には、個人的な要因が強く関与しており、また、特徴的な認知のされ方が認められる。そしてこれらの特徴は、青年期・成人期年代の運動非実施者においても参考となるはずである。

表1-5　運動による効果

プロセス効果	楽しさ，社会的交流など（運動する過程で得られる）
プロダクト効果	健康になる，スマートになるなど（一定期間継続して得られる）

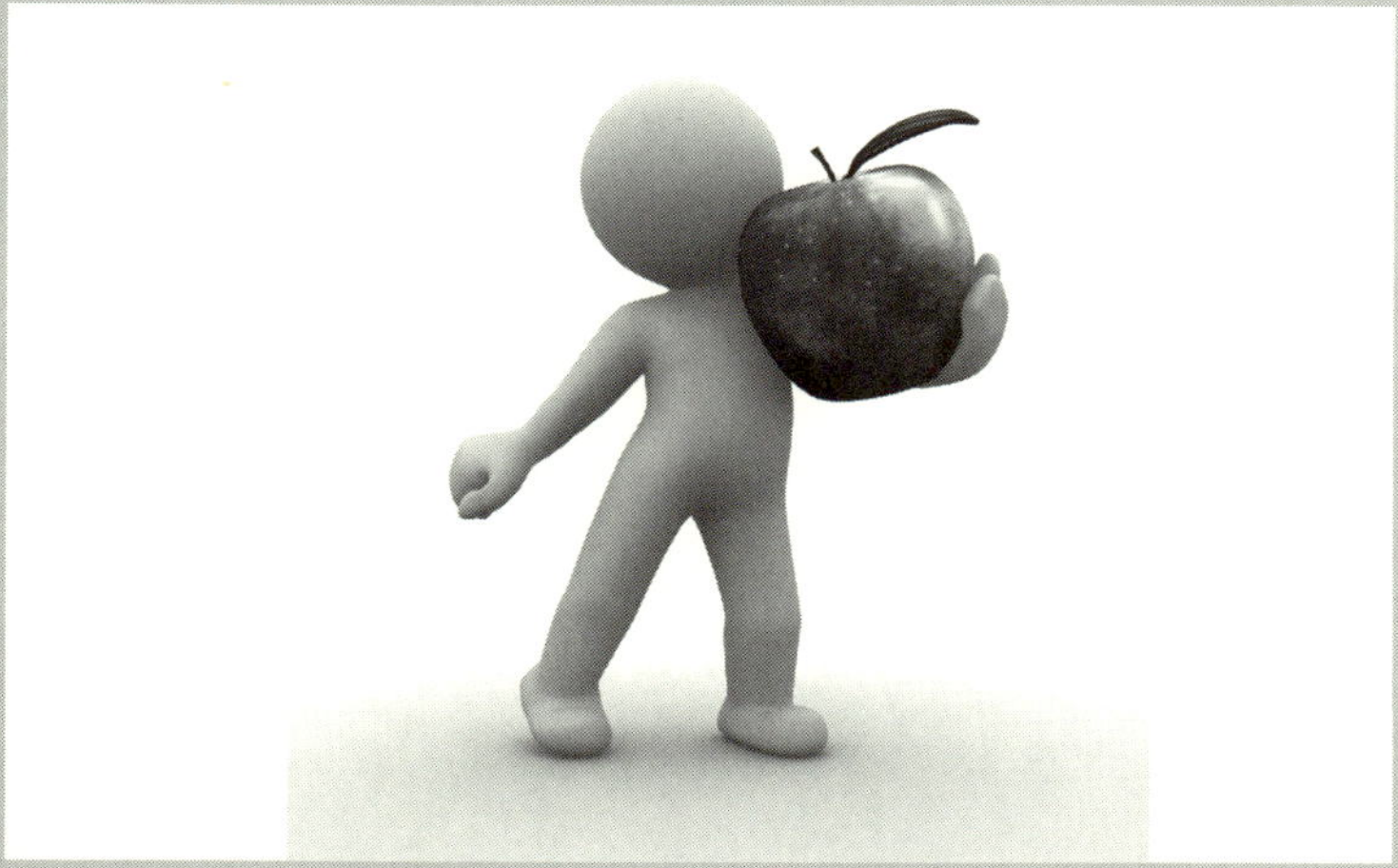

第2部

健康心理学

2-1 健康

心身ともにその人らしくいること

■スポーツ選手は健康でない？

「スポーツ選手は、必ずしも健康ではない場合もある」と聞くと、違和感を覚える人もいるだろう。健康というと、なんとなく、体をよく鍛えていることをイメージしがちである。普段あまり体を使っていない人からすれば、スポーツ選手の強い体は憧れである。そう話した人はその理由を聞かせてくれた。

「スポーツ選手は、その競技に必要な体の機能だけを極限まで鍛え上げているので、バランスをくずしていたり、故障をもっていたりするんだ。体操競技選手は、みんなひざの腱が伸びていて、休憩時間に互いのひざを伸ばしっこして遊んでいるよ。それに、勝つための緊張感に耐えられなくて、対人関係で悩んでいる人も少なくないんだよ。」

たしかに、スポーツ選手には病弱の人はいないだろうが、それだけで健康とはいえないのかもしれない。

■健康の定義

世界保健機構（ＷＨＯ）憲章前文には、**健康**とは、「身体的・精神的・社会的に完全に良好な状態であり、たんに病気あるいは虚弱でないことではない」と定義されている。完全に良好な状態（well being）を心理的にも、身体的にも、社会的にも実現していること、つまり、問題がないことを超えて、１人の人間として十分に機能していることを健康という。さらに、ＷＨＯは１９９９年の総会では健康の定義として以下を提案している。「健康とは身体的・精神的・霊的（spiritual）・社会的に完全に良好な動的状態であり、たんに病気あるいは虚弱でないことではない。健康とは、何事に対しても前向きの姿勢で取り組めるような、精神および肉体、さらに社会的にも適応している状態をいう。」しかしこれについては、理想的に過ぎる、生きることの目標との調和において築かれるといった動的な視点に欠けるといった批判もあり、決議はされていない[1]。

　人を生物として見る立場からすれば、身体として完全に機能している状態が健康となるだろう。つまり疾病をもつ状態は、その完全に機能している状態から何らかの機能を損なう状態としてみなされる。それを回復することが健康という考え方である。しかし、これだけでは、健康をうまくとらえることができない。

　どんなに身体的に完全に機能していても、人は個人だけで生きているわけではない。周囲の人々との関わりや自然環境や社会環境のなかでのやり取りがあり、それらが複

[1] 改正に至らなかった経緯については、臼田寛ほか（2000）公衆衛生雑誌 47（12）: 1013-1017. 参照。http://ghe.med.hokudai.ac.jp/Others/WHOHlthDfntnRev.htm

雑に結びあっている。こういった視点からとらえるならば、健康とは単なる身体的問題や不足からの回復ではなく、今よりさらに、精神的、社会的にも、よりプラスの価値をもつ方向であるとみなすことができるだろう。

■健康の5つの要素

野口[2]は、健康を「心理的健康」「身体的健康」「社会的健康」「環境的健康」「認知（思考）的健康」の5つの要素からとらえている。

心理的健康にあげられているものは、よく笑う、良い気分でいるなど、心理的にうまく機能していることを表す項目である。豊かな感情体験とその表出、適切な自己コントロール、挑戦といったものも含まれる。よく笑うということは、楽しいことしかしないということではなく、嫌なことがあっても、いつまでもクヨクヨしないという、受けとめ方を表している。このことは、認知的（思考的）健康とも関係が深い。情報を集め、適切な判断や多角的な見方をして物事にあたり、たとえ失敗してもそこから学ぶことができる状態を示している。このような前向きな姿勢としての健康像をとらえている。

社会的健康にあげられているものは、他人との豊かな交流である。人は1人では生きられない。孤独は健康にとっても大敵である。孤独とは単に人がいないことではなく、人がいるのに関わりがないことを指す。映画『折り梅』[3]には、家族のなかの孤独

[2] 野口京子（2006）『新版健康心理学』金子書房

[3] 松井久子監督（2002）エッセン・コミュニケーションズ、キャストは原田美枝子、吉行和子、トミーズ雅ほか。**老人性痴呆症（アルツハイマー）**を取りあげた真摯な作品。原作は、小菅もと子（1998）『忘れても、しあわせ』日本評論社、で実話に基づいている。

より、1人でいる孤独の方がましという意味の台詞があるが、まさにそうだ。

環境的健康の項目は、持続可能な開発に対する関心と態度である。健康の概念は時代や社会情勢と連動して変化するものであるが、環境問題に対する取り組みは、現代まさに健康を実現するために必要なものであるといえよう。

身体的健康については、中年にとっては耳の痛い項目ばかりである。多くの人は、不規則な生活時間のなかで、慢性的な運動と睡眠の不足に悩んでいる。しかし、これらをより価値ある方向へと向かわせていこうとする状態が、まさに健康な状態である。まずは、今日できることから始めていくという前向きな姿勢のなかにこそ、健康への志向はあるといえるだろう。

■健康づくり

一方で、健康は個人の努力だけで実現できるものではない。特に、社会的健康や環境的健康については、国をあげての取り組みが必要である。

ＷＨＯは１９８６年に「**健康づくりのためのオタワ憲章**[4]」を作成し、第1回健康づくり国際会議において採択された。これは主に、健康の前提条件、3つの基本戦略、5つの活動領域からなる。

健康の前提条件とは、社会的決定要因のことである。具体的には、平和、住居、教育、食料、収入、安定した環境、持続可能な資源、社会的公正と公平の8つがあげら

[4] 健康づくりのためのオタワ憲章の全文については、ＷＨＯのホームページを参照のこと。
http://www.who.int/healthpromotion/conferences/previous/ottawa/en/index.html

れている。いずれもこれらがあることが健康を増進し、逆にそうでない場合には健康を実現することが困難であると考えられている。

これを実現するためにどのような方法をとるのかが、健康づくりに向けた**3つの基本戦略**である。具体的には、推奨する（advocate）、可能にする（enable）、調停する（mediate）の3つがあげられている。

推奨するとは、政治的にも、社会的、社会的に受け入れられて、支援を受けられるように、個人と社会の活動の連携を促すことである。つまり、健康の利点を明らかにすることで、健康的な環境の創造を推進するということを意味している。

可能にするとは、個人や集団をつなぎ、能力を高める働きかけをいう。それによって、たとえば、誰もが健康情報を入手できるようになる、個人が健康増進のためのスキルが高まる、保健政策の制定に向けて発言ができるようになるといったことが期待される。つまり、健康のための機会や資源を確保することで、健康面での潜在能力を引き出せるようにすることである。

しかし、ときには、個人や地域によって利害が対立したり、考え方が対立したりすることもある。調停するとは、そういった対立によって生じた摩擦を解消するために、健康の追求において利害関係の対立する立場を仲立ちし、健康づくりに向けた妥協点を模索することを意味している。

5つの活動領域は、保健政策の制定、支援環境の整備、地域活動の強化、個人スキルの開発、医療の再設定である。健康づくりのために、国をあげて取り組むべきことがあげられている。

保健政策の制定とは、健康づくり政策に、関係するすべての省庁が取り組むようにしていくことを指している。健康づくりは厚生労働省の管轄であるとするのではなく、たとえば所得税の扱いにおいても、教育においても、道路づくりにおいても、取り組むことが必要であることを強調する。

支援環境の整備は、人々が健康に暮らせる環境をつくること、魅力的な自然環境の保護と天然資源の保全に取り組むことである。豊かな自然環境のなかでこそ、人は健康に暮らすことができる。環境問題に対する取り組みは、健康づくりの観点からも重要な意味をもっている。

地域活動の強化とは、健康づくりに地域住民が積極的に関われるようにすることで、地域が発展することを主張する。さらに、情報スキルと教育スキルを介した個人スキルが開発されて、健康づくりへの心配がなくなり、疾病の予防と健康づくりのための医療の再設定が行なわれて、医師をはじめとする医療専門家が、積極的に健康づくりに関わることが実現していくならば、人々の健康への意識も行動も、今よりずいぶんと向上していくことが期待される。

こういったことについても、健康心理学はさまざまな側面で貢献していくことを目指している。

2-2
健康心理学

健康をこころと体の結びつきの面から科学する

■健康をこころと体の両面からとらえる

こころと体は、切っても切れない。体に不調があれば気分も沈みがちになるし、逆に心配事があるとお腹が痛くなることもある。学校に行きたくないと思っている子どものなかには、朝になると決まって発熱するが、休むことになると解熱するという体験をもつ子どもも少なくない。健康の問題は、体だけではなく、こころとの結びつきでとらえることが必要である。

こういった健康に関する課題について、心理学的な知見、手法、視点により研究する学問領域を**健康心理学**という。アメリカ心理学会においては、1978年に健康心理学部会が設立された。健康心理学については、一般に次のように定義されている。「健康の維持・増進、疾病の予防・治療、健康・疾病・機能不全に関する原因・診断の究明、およびヘルスケア・システム（健康管理組織）・健康政策策定の分析と改善等に対する心理学領域の特定の教育的・科学的・専門的貢献のすべてをいう。」

わが国においては、1988年に日本健康心理学会が設立された。健康心理学の研究活動は、医療・看護・保健・公衆衛生・教育・体育・スポーツ・栄養・社会福祉・生命倫理など、関連領域との学際的な性格をもっている。日本健康心理学会は、キーワードとして、健康観、ストレス、ストレス・コーピング、生活習慣（ライフスタイル）、タイプA行動、怒り、うつ傾向、肥満、喫煙（嗜癖）、食行動、睡眠、疲労、バーンアウト、月経、アトピー、高血圧、痛み、痴呆症、ガン、ＨＩＶ、冠動脈疾患、自己効力感、コンプライアンス[1]、リラックス、健康心理カウンセリング、ホスピス、認知行動療法、スポーツ療法、健康心理アセスメント、ソーシャルサポート、健康教育、健康政策をあげている。心理学と聞くとこころの学問というイメージが強い。それからすると、意外なことばも多いのではないだろうか。

■そもそも、心理学って？

心理学は、英語ではサイコロジー（psychology）という。このことばは、psyche（プシケ：こころ）＋logos（ロゴス：ことば、学問）という成り立ちをもつ。これを明治時代に西周《にしあまね》は、こころの仕組みの学問ということから心理学と翻訳した。ところが、現在の心理学は、必ずしも単なる「こころの学問」ではない。

「こころ」については、古く紀元前4世紀頃にはすでにアリストテレスが論じている。それ以降人々の主要な関心となっているが、主に哲学の領域で論じられてきている。歴史上初めて心理学という学問が成立したのは、１８７９年ライプツィヒ大学で

[1] コンプライアンス（compliance）は通常、企業などにおいて法令を遵守することを指すが、ここでは、患者が医師などの指示を守ることをいう。たとえば、服薬や日常生活の管理、節制などを指示通りに行なうこと。

ヴント[2]が心理学実験室を開設したときとされている。当時は、内省（内観）といわれる方法で、研究者自身の体験を通して意識の研究を行なっていた。そのことから、ヴントの立場は意識心理学と呼ばれる。

ところが、20世紀になって、ワトソン[3]が行動主義心理学を打ち立てることで、行動の科学としての、現在の心理学の基礎を確立した。彼の主張は、心理学は客観的で実証的な行動の科学であり、その対象は客観的に観察可能で数量的測定の可能な行動に限るべきである、というものであった。それ以降、捉えどころのない「こころ」というものを直接の対象とするのではなく、観察可能な行動を研究対象にした行動の科学として発展してきている。心理学は、こころというよりも行動の学問であるという視点から見ると、先ほどあげたキーワードにも納得できるのではないか。

■健康心理学の特色

健康心理学の特色として、研究を通して理解を深めるだけでなく、実践を通して健康の実現に寄与することを目指していることをあげることができる。実際、日本健康心理学会では、健康の増進に寄与できる人材の育成、認定のために、「**健康心理士**[4]」という資格を創設した。どうしたら、多くの人々の健康を増進させ、疾病の予防に寄与できるか。健康心理カウンセリング、認知行動療法、スポーツ療法、健康心理アセスメントなどの研究、実践を通してそういった期待に応えていくことが期待される。

[2] Wilhelm Max Wundt（1832-1920）。ドイツの生理学者、哲学者、心理学者で、ライプツィヒ大学の哲学教授を務めていた1879年に、公認された世界初の心理学実験室を開設し、実験心理学の父と称される。

[3] John Broadus Watson（1878-1958）。アメリカの心理学者。自然科学としての心理学を提唱し、行動主義心理学を創始した。

[4] 健康心理士の詳細については、日本健康心理学会のホームページを参照。http://www.waseda.jp/assoc-JAHP/shutokuhouhou.html

第2に、健康心理学は、時代の要請に応える使命を大切にしている。近年の日本においては、疾病構造が変化し、衛生状態の改善や治療技術の向上だけでは対応が困難な疾病が増加してきている。たとえば**生活習慣病**といわれる疾病は、ライフスタイルとの関係が深く、治療的な対応以上に予防的な対応が求められる。健康教育や健康政策についても、健康心理学のキーワードとしてあげられているのは、こういったことと関連している。

また、現代社会は、強度のストレス社会といわれる。うつ病の増加についても、見過ごすことはできない。ストレスとその対処は、個人の性格、耐性ばかりでなく、社会的な環境や労働の仕組みにも関係する。これらについても、健康心理学が取りあげるべき課題といえる。

■健康心理学は健康・病気をどのように見ているか

オグデン[5]によれば、健康心理学は生物医学的モデルとは異なる、以下のような視点をもって、健康、疾病についてとらえ、実践を行なっている。

①疾病の原因は単一のものではなく、多面的な要因が関与しているとみる。ウィルスのような生物的な要因だけでなく、心理的（たとえば、信念や行動、性格など）、社会的（たとえば雇用など）の組合せで起きる。

②そのため、個人を単に受け身の犠牲者としてはとらえることをしない。病気の

[5] Ogden, J.（1996）*Health psychology: A textbook*. Open University Press.

原因になる行動の役割を認識することは、自分の健康や病気に責任をもつことであると考える。

③病気に対する扱い方は、それによって生じた身体的変化だけでなく、その人全体に介入することになる。行動変容、信念や対処方法を変えていくこと、医療的な指示に従うことなどである。

④そのため、介入方法に対して自分自身も責任をもっている。薬の服用を守ったり、信念や行動を変えたりする責任がある。ここでも、単なる犠牲者とはみなさない。

⑤健康と疾病とは質的に異なる2つのものではなく、一直線上に位置しているととらえている。健康か病気かのどちらかであると見るのではなく、個人がこの一直線上を健康から病気へ、病気から健康へと移動していると考える。

⑥生物医学的モデルが、こころと身体の機能が互いに独立しているという古典的な心身二元論で見るのに対して、健康心理学ではこころと身体との相互作用に焦点をあてている。これは、健康に対する全人的アプローチの発展を反映している。

⑦心理的要因は、病気の結果だけでなく、病因にも関係している。

特定の疾患は、生活習慣ばかりでなく、本人の性格が影響しているという。たとえば、冠状動脈の病気のかかりやすさは、高血圧、高脂血症、喫煙、職業ストレス、肥満、高脂肪食、高塩食、低栄養が関係しているが、**タイプA行動**パターンもハイリスク要因としてあげられている。

タイプA行動パターン[6]の人は、達成意欲や競争心が高く、いつも時間に追われている感じがしている。タイプAの概念的特徴としては、注意深さや用心深さ、語気の荒さ、緊張性といったことが顕著である。

詳しく見てみると、①目標への強い努力、②強い競争心、③承認・昇進への強い欲求、④複数の期限つき仕事を抱える、⑤心身の活動テンポをあげようとする習性、⑥過剰な用心深さがあげられる。

また、精神運動的特徴としては、①息づかいが荒々しい、②話し方の爆発的なイントネーションや強調、③顔面や筋肉のこわばり、④会話中によくげんこつをにぎりしめる、⑤相手の話の速度をあげさせたり、話を早く終わらせたりしようとするといった点が指摘されている。

以上見てきたように、病気の予防や改善に心理学から貢献できることは多い。こういったことも、健康心理学の役割の1つであるといえる。

多くの隣接領域と連携しながら、人にとって健康とは何か、どうしたらより健康になれるのかを明らかにしながら、同時にカウンセリングなどの手法を用いて健康増進に寄与する学問、それが健康心理学である。

[6] この逆の行動パターンはタイプBと呼ばれている。

2-3 健康の査定

■ありのままに見る

相手のことを知ろうと思ったら、先入観なしにありのままに見ることが大切であるとよくいわれる。しかし、本当にそんなことが可能なのだろうか。

たとえば、子どもが2人で遊んでいるときに、一方が突然もう1人を両手で押したように見えた。押された方は転んで泣き出した。こんな情景を目の当たりにしたら、押した方が押された方をいじめたように見てしまう。しかし、見ていないところで、押された方が先に手を出していたかもしれない。あるいは、押した方の子どもの両親が最近ケンカばかりしていて、不安定になっていたためであって、いじめるつもりはまったくない場合もあるだろう。幼児の場合には、仲良くしたいと思っているのにうまくことばで伝えられなくてそんな行動をしてしまうこともある。

そこで起こっている現象を、まったく予断なしにいったん受けとめることが「ありのまま」ということであり、その意味づけや解釈のためには、もっている知識や経験を総動員して、あらゆる可能性を吟味し、仮説を立て、さらに情報を収集することで正しい理解に近づいていかなければならない。しかし、日常生活では、いちいちそんなことをしていられない。そこでコツは、先入観なしにありのままに見ようとすることではなくて、自分が先入観をもっていること、限られた知識や経験に基づいて見ていることを認識し、起こっていることと解釈、意味づけの過程を分けてとらえるようにすることであって、先入観を自分でコントロールできるようにしておくことかもしれない。

■観察のバイアス

観察をしたり、面接をしたりするときに良く見られる**バイアス**（歪み）には、次のようなものがある。

①**光背効果**（**ハロー効果**[1]）　人を良い悪いの次元でとらえ、良い（悪い）と見れば、他の良い（悪い）性質ももっていると判断しやすい。

②**寛大化傾向**　より肯定的に評価しやすい。特に親しい人やよく知っている人に対して起こりやすい。

③**中心化傾向**　極端な評価を避けて、可もなく不可もなくといった中央の評価をしやすい。評価基準が明確でない場合や、相手をよく知らないときに起こりやすい。

④**対比誤差**　自分が基準になって相手を評価する。

⑤**論理的誤差**　自分の知識に沿って、ある性質をもった人は、他の性質ももっていると予想しやすい。

[1] halo effect. ハローとは、写真撮影において用いられる「ハレーション」と仲間の言葉で、後光、聖像の光背、光輪のことをいう。顕著な特徴がまるで後光のように光って眼がくらみ、像がよく見えないように、その本質を見誤ることからこういわれる。

⑥ **傾性帰属傾向**　他人の行動はまわりの環境のせいよりも、その人が本来もっている性質で起こると思い込みやすい。

こういった歪みは、気をつけていても生じてしまう。そこで、健康の状態を査定するためには、科学的、客観的に情報を集めて、他の人とどう違うのか、その人全体をとらえるなかで何が問題なのかといったことを総合的に理解して、それを本人に正しく伝えることが必要となる。こういった取り組みを、**健康心理アセスメント**という。

■健康心理アセスメント

健康心理学的な観点から、心身の健康が問題となる対象者に対して、その資質や特徴、生育暦、環境条件などを含めて、多面的、総合的に理解して行なわれる査定のことをいう。健康教育や介入プログラムの効果、ライフスタイル改善のためのプログラムの効果などもこれに含まれる。たとえば、対象者が健康に関する知識をもっているか、健康についてどんな価値観をもっているか、健康増進のためにどんな行動をし、どんな生活習慣をもっているか、現在の健康状態はどうか、これから先どんな危険が予想されるかといったことがすべて含まれる。

その目的は、情報を得る、個人（差）を理解すること、結果をフィードバックして治療や改善に役立てる、科学的・客観的な理解を行なう、などである。研究目的の場合もあるし、臨床的な目的の場合もある。これらのことを、面接法、観察法、質問紙法、検査法、心理生理学的測定、社会調査などの方法で行なう（表2-1）。

■観察法

人間理解のための基本的な方法は、「見る」か「聞く」かである。**観察法**は、見ることで相手の行動や心理状態を理解する方法である。そのためには、できるだけ正確に、網羅的に行動をとらえたいが、一方では実現可能な程度に効率的に行なわれることが必要である。そのために、観察や記録の方法が工夫されてきている。

基本となるのは、**自然的観察法**である。これは、自然に生活をしているなかで日常のあらゆる行動を観察する方法である。コストはかかるが、得られる資料は非常に豊かなものとなる。記録のためには通常、エピソードを記録する**日誌法**や観察されたすべての行動を記録する**行動描写法**が用いられる。

自然的観察法は、自然な行動を観察することを目指す方法であるが、実際には観察者が対象に影響を及ぼすことが多い。それを排除するために用いられるのが、**参加的観察法**である。これは、対象者に観察していることを感じさせないように、観察者がその場で一緒に行動をしながら観察する方法である。

■調査法

調査法は、聞くことによる情報収集の方法である。面接法と質問紙法とがある。

表2-1　健康心理アセスメントの方法

観察法	**自然的観察法**	日誌法，行動描写法，チェックリスト法，場面見本法など
	参加的観察法	
	実験的観察法	
調査法	**面接法**	半構造化面接，構造化面接，非構造化面接
	質問紙法	社会調査，心理尺度など
実験法	介入実験，統制群との比較などの要因計画，実験デザイン	
検査法	性格検査，知能検査，心理生理学的測定など	

面接法とは、会話を通して情報を得る調査法の1つである。質問紙法や心理検査だけでは得ることのできない、多くの情報を入手することができる。面接構造によってさらに「構造化面接」、「半構造化面接」、「非構造化面接（自由面接）」に分類される。

構造化面接とは、必要な情報を一定の基準で得るため、あらかじめ決められた質問項目に従って行なう面接法である。**標準化面接**、**指示的面接**ともいわれる。特定の疾患や症状のアセスメントのために主に用いられる。面接方法が一定のマニュアルに沿って構成されているため、個人間比較を行ないながら診断や鑑別が可能である。面接の評価方法が明確であり、アセスメントの信頼性や妥当性の検討が可能である、という特徴をもっている。

それに対して、**非構造化面接**は**自由面接**ともいわれ、面接の目的や質問の要旨を説明した後は、自由に回答してもらう方法である。回答の自由度が高いために、話の内容だけでなく、何をどのように話すかといったことからも情報を得ることができる。

両者の中間に位置して、それぞれの利点をねらいとした方法が**半構造化面接**といわれる。ある程度の流れや質問はあらかじめ用意しておくが、実際には相手の回答に応じて軌道修正しながら行なう方法である。対象者の反応に柔軟に対応しながらも、計画された情報を得ることができるメリットがある。

質問紙法は、あらかじめ質問を書いた紙（質問紙）を用意して、対象者に回答してもらう方法である。一般的に小学校4年生以上、成人までが対象となる。数量的な処理がしやすいことや、教示や質問が一定であるために、調査者の能力に依存しないなどのメリットがある。

■検査法

一定の検査用具、検査用紙を決められた手順によって実施してその回答から情報を得る方法である。検査は、**信頼性**（正確に測定されているかどうか）や**妥当性**（測定したいものが測定できているかどうか）が厳密に吟味され、**標準化**の手続きによって、結果がどういった意味をもつのかがあらかじめ決められている。健康心理学で用いられる検査は、性格、ストレス、不安、ソーシャルサポート、生きがいなど、数多くのものが開発されている。

その他、心拍数、血圧、体温、心電図などの心理・生理学的測定についても、医療専門家の協力を得て行なわれる。

アセスメントを行なうということは、生きているその人自身を丸ごと理解することといってもよいかもしれない。その人を見ればわかるというものでもないし、検査だけでわかるものでもない。検査結果だけを見て、人を見ないということのないようにしなければならない。

2-4

生涯発達

一生変化し続けるもの

■かつての発達の見方

小さいものが大きくなる。弱いものが強くなる。単純なものが複雑になる。遅いものが早くなる。こういった、価値が高まるような変化を、一般には**発達**ということばで表している。英語では development であるが、develop は、否定を表す接頭辞である de に、包むという意味をもつ velop がついてできたことばである。つまり、develop のもともとの意味は、包みを開けて中にある可能性や価値を表に表すということである。そのため、development には他に発展、開発といった訳語もあてられる。

心理学においても、かつては、発達を「完態に至る上昇的変化」、「生まれてから大人になるまでの変化」ととらえていた時代があった。人の一生のうち、発達は、生まれてから成人するまでの上昇的な変化の時代を指していた。それ以降は、ピークを維持しながら一人前の生活を送る人生の本番と、社会の第一線を退き、加齢に伴う衰えを感じながら死に向かう老後という見方である。しかし、近年ではそうは考えられていない。

■人の一生は本番の連続である

その理由として、第1には、さまざまな側面について、一生の変化を見たときに、このように単純に変化するものはないことである。たとえば記憶力について、丸暗記のもとになる**機械的記憶能力**は11～12歳をピークに衰え始める。だが、同じ頃、理解力ともいうべき**論理的記憶能力**が急激な高まりを見せるために、そのことはあまり実感されない。論理的記憶能力は、使っている限りは急激な減退をすることはない。[1]

多くの人が50代をピークに記憶能力の衰えを示すのは、加齢による衰え以上に、徐々に使わなくなるからだと考えられる。なぜ使わなくなるかといえば、学んだり、考えたり、働いたりといったことは、楽しいものというよりも苦痛で負担になると考え、衰えるものだと思うために、徐々にやらなくなるからである。実際、知的な職業についている人のなかには、いくつになっても現役で使っているために、高齢であってもあまり衰えを見せない人も少なくない。老年期は一概に下降の時期とはいえない。

第2に、上昇的過程を人生の本番のための準備の時代としてとらえる考え方に立つなら、一生準備段階から抜け出せないことになるだろう。本番であるはずの成人期を迎えても、就職の後は結婚し、自宅を手に入れ、子どもを生み、育て、老後に備える等々、次々に訪れる将来のため、今を犠牲にして準備し続けることになる。

人の一生は、胎児期、乳児期、幼児期、児童期、青年期、成人期、老年期とそれぞ

[1] 論理的記憶力を活用するためには、無意味材料（たとえば数列や語呂合わせなどを用いて有意味化することや、既得の知識との関係と合わせて理解、記憶する（たとえば年号など）こと、関係を図示したり、構造化したりして全体像を把握することなどが有効であるとされる。

れが人生の本番ではないだろうか。それぞれの時代をそれに相応しい生き方をすることが、結果として次の時代の準備になっているということではないだろうか。

そういったことから現在では、「発達とは受精から死に至るまでの、質的、量的変化の過程のことである」とされている。社会的価値や有用性とは関係なく、人は一生変化し続けているということ、それが発達だという見方である。

■発達の一般的な特徴

①**順序性**　発達は一定の順序で進行していく。たとえば、全身の運動発達は、人によって速さの違いはあっても、その出現順序はほとんどの場合で同じである。

②**方向性**　発達には、方向がある。身体発達には、頭から足に向かってという方向性と、体幹から末梢部へという2つの方向がある。順序性と合わせて考えると、発達は一定の型に従って進行するとみなすことができる。この型を知ることは、発達を理解するうえで大切なことである。

③**連続性**　発達は連続的な過程である。表面的には、停滞や逆行に見えても、実際には発達は連続的に起こっており、しかもそれは一方通行である。これは成人になっても同様である。

④**異速性**　発達の速さは、さまざまな側面によって一様ではない。たとえば、誕生から成人まで主に体の組織が充実して体重が増える「充実期」と、骨が成長する

「伸長期」を繰り返しながら大人の体に成長していく。身体的成熟、性的成熟は、心理的成熟、社会的成熟に先行して実現される。一度にすべての面で大人になるわけではない。

⑤ **個人差・性差** 発達の速さは、個人や性によって異なる。社会的な有用性の観点からすれば、早く発達することに意味があるかもしれないが、個人の発達という観点からすれば、そこにそれほどの意味はない。たしかに何らかの障害や問題をもつ場合には、それは発達の遅れという形で現れるので、遅れていることが発見の手がかりになる。しかし、遅れていること自体は悪いことではなく、単なる個性であり、個人差、性差に基づくものであるかもしれない。

⑥ **臨界期・最適期** 発達には、それに最も相応しい時期がある。子どもたちは高い学習能力をもっているために、先取りして訓練すればそれを獲得していくが、それは本来の姿とはいえない。他の機能とのバランスを欠けば、思わぬところで歪みが生じる場合もある。

■発達はなぜ起こるのか

発達は、**遺伝的要因**と**環境的要因**との相互作用の結果として起こると考えられている。遺伝的要因とは、もともともっている遺伝子の働きによって生じる**成熟**[2]という様式で発達を引き起こす。

[2] ゲゼル（Arnold Gesell）は双生児を用いた階段のぼりの実験などを通して、単一要因としての成熟説を提唱している。

環境的要因[3]は、学習という様式で発達に影響する。心理学でいう学習とは、経験による比較的永続的な行動の変容すべてを指しているので、日常的に使われる意味よりも広い意味で使われる。発達は遺伝と環境（学習）のどちらかだけで決まるのではなく、両者が互いに影響を及ぼしあいながら進行していくと考えられている。

遺伝と環境の複雑な影響関係は、たとえば、性格についても見られる。生まれたばかりでも、まわりの音に敏感に反応している子どもがいる一方、平気な顔で寝ている子どももいる。このような周囲に対する反応性は、生まれつきもっている気質とみなすことができる。これは、遺伝的な要因に基づくものである。このような気質の違いは、周囲の養育者に、おのずと異なる反応を引き起こすだろう。これは環境的要因といえる。このように、気質を基盤としながらも、周囲の人たちとの関わりのなかで、性格が形成される。

子どもが親に似ているのは、なぜだろうか。遺伝子を受け継いでいるからだと、遺伝的要因のみに帰してとらえられがちであるが、養育者からしつけを受けたり、その姿を見て影響を受けたりしている。環境的要因も働いているのである。どちらが強いかは一概にはいえない。このことからも、両者は複雑に絡み合って、発達に影響していることがわかる。

■一生の変化

[3] 行動主義心理学者ワトソン（John B. Watson）は、単一要因としての環境説を提唱している。

発達は連続的な過程であるから、本来そこには区切りはない。しかし、同じ子どもといっても、2、3歳の子どもと中学生とでは行動が質的に異なる。そこで、ある視点に基づいて、顕著な特徴を手がかりに発達の過程をいくつかの段階に分けてとらえることが必要となる。これが**発達段階**である。

それぞれの発達段階は質的に区別される。また、その進行は一方通行である（不可逆性）。各段階の境目には、長い移行期が含まれている。段階の移行は特徴的な行動を手がかりにする。個人差や性差があるので、年齢はあくまでも目安である。一般的発達段階の段階区分は、次の通りである。

①胎児期（受精から出生まで）
②乳児期（〜言語使用、二足歩行の開始まで）誕生から1、2歳
③幼児期（〜運動・会話の一応の自由）1、2歳から6、7歳
④児童期（〜性的成熟）6、7歳から11、12歳
⑤青年期（〜心理的・社会的一応の完成）11、12歳から20代前半
⑥成人期（〜家庭・職業生活の一応の完成）20代、30代
⑦中年期（〜社会の第一線からの退却）40代、50代
⑧老年期（〜死）60代以降

人は一生変わり続けながら、常に人生の本番を過ごしているのである。

2-5 ＱＯＬ

人生の質、生活の質

■無人島で暮らすときに持っていくものは？

無人島では、衣食住に関しては、何の不足もないし、病気やケガの心配もないとする。ただし、自分1人だけで、他の社会とのやり取りは一切できないという条件である。まわりの人たちに聞いてみたところ、本を持っていくという人が一番多かった。どんな本かはいろいろであり、そこにはその人らしさが表れていたようだ。なかには大量の電池とゲーム機と答えた人、鏡を持っていくと答えた人もいた。また、家族や友人がいないところには決して行きたくないという答えもあった。これが本当のところかもしれない。

病気やケガもなく、お金を使うことも困ることもない生活は、私たちにとってまさに理想のもののようにも思われる。しかし、この無人島暮らしを想像してみればすぐわかるように、幸せ、快適というには、まだまだ不足しているものがある。ましてや、慢性の病気にかかっている状態や、高齢者にとっては、生物的医学的な命とは違った側面での人生の質、生活の質が大きな問題になる。これがＱＯＬ（quality of life）という概念である。

■QOLとは何か

QOLとは、人々がどれだけ幸せをもって生きるか、充実感や満足感をもって日常生活を送ることができるかについての概念である。すべての人にとって、幸福について考えるときに重要な概念であるが、とりわけ、医療、福祉の領域においては、この概念が積極的に取り入れられている。

慢性疾患を対象とする医療では、QOLは治療目標や効果判定の指標としても注目されている。また、**リハビリテーション医療**や**高齢者医療**においても、治療の目標が従来の医学的処置から転換され、病気や不調を抱えながらの生活に配慮されるようになってきている。つまり、QOLは身体面での評価にとどまらず、対象者の生活・環境、心理・精神面、対人関係などの諸側面にも注意を払う、心理社会的な視点など「内側からの視点」の重要性を示す概念といえる。

フェランズら[1]は、QOLを扱った論文から13の視点を抽出し、それらを、「個人的状態」、「社会・環境条件」、「個人の意識構造」の3つにまとめている。

「個人的状態」には、社会、経済的な状態、身体的な健康状態、感情、認知されたストレスが含まれる。他には、年齢、生活の自立度も関係している。

「社会・環境条件」は交友関係、家族、結婚、など、個人を取り巻く社会環境、自

［1］Ferrans, C. & Powers, M. J. (1985) Quality of life index: Development and psychometric properties. *Advances in Nursing Science*, 8 (*1*): 15-24.

然環境条件に関するものである。

「個人の意識構造」は、ＱＯＬあるいは生活満足に対する考え、人生の目標の達成、住居や近隣に対する満足、町や国に対する満足、自分自身に対する満足など、幸福観、人生観やそれに基づく満足の程度が含まれる。

「個人的状態」と「環境条件」は相互に作用し、影響しあい、「個人の意識構造」による評価を通して調節される。

たしかに、こういった観点からＱＯＬをとらえることができるだろうが、しかし、標準的な基準が存在しないところに、この概念の難しさがある。満足感は人によっても異なるし、個人が所属する集団や文化の影響も少なくない。そのため、同じ条件であっても、人によっては満足でも、他の人にとっては不満であるのが当然といえる。あくまでも、その人にとってどうか、ということが大切になる。

■ＱＯＬを尊重した医療・福祉の考え方

ＱＯＬの考え方は、個人のわがままを許すということでは、もちろんない。病気や加齢によって、生活に制約ができたり、苦痛を伴ったりすることは当然のことである。また、手術や治療のために、生活を変えなくてはならない場合も多い。そのときに、医療者や支援者の側の考えや都合を押し付けるのではなく、患者自身の人生観や価値観を尊重し、それに配慮した環境づくりをして、ケアをすることが求められている。

2-6 生きがい

生きる意味が感じられること

■高齢者は生きがいを感じているか

近年、高齢者の介護の問題や孤独死、うつ、認知症などのことが盛んにマスコミをにぎわしている。そこからつくられる高齢者に対するイメージは、暗く、つらい毎日を送る姿である。一方で、働いていたり、ボランティアに参加したり、旅行や趣味を楽しむ高齢者の姿もよく見かけるようになった。現在、高齢者は**生きがい**（the value of life）を感じているだろうか。

内閣府の『高齢者の地域社会への参加に関する意識調査[1]』（平成15年）によれば、調査対象2860人のうち、十分感じているが39・5％、多少感じているが42・2％で、合計すると生きがい（喜びや楽しみ）を感じていると答えた高齢者は、全体の81・7％にも上る。それに対して、あまり感じていないが14・0％、まったく感じていないが2・9％であった。全体として、現在の高齢者は、その多くが生きがいを感じているという結果であった。

［1］調査結果の詳細については、内閣府ホームページを参照。http://www8.cao.go.jp/kourei/ishiki/h15_sougou/gaiyou.html

「生きがいを感じている」の合計は、年齢別に見ると、高齢化するにつれて徐々に割合は少なくなるが、それでも80代以上でも、約7割の人が生きがいを感じている。性差を見ると、男性は80・9％、女性は82・3％と、それほどの違いはない。

居住地域で見ると、大都市や中都市より、小都市、町村の方がやや割合は多い。居住形態については、単身世帯は、夫婦2人、本人と子の世帯、本人と子と孫の世帯など家族と一緒にいる場合よりも低い割合である。友人については、多いと答えている人ほど生きがいを感じている。健康状態との関係で見ると、やはり良い方が高い割合を示している。

これらの人に対して、生きがいを感じるのはどんなときかと尋ねた結果では、孫など家族との団らんが最も多く、ついで趣味やスポーツに熱中しているとき、友人や知人と食事、雑談しているとき、テレビを見たりラジオを聴いたりしているとき、旅行に行っているときなどが多くあげられていた。人と人との関係を楽しむこと、自分の好きなことに取り組むことなどが多い。しかし、その他の項目についても、それを生きがいとあげる人はいる。つまり、生きがいの内容は、人それぞれといえるだろう。

よく、「年をとったら趣味をもつべきだ」という考えを耳にするが、これらを見る限り、必ずしもそうとはいえないのではないか。若いときから楽しみをもつ人は、時間ができたら思いっきりやりたいと思うだろう。そういう人がいきいきとしているからといって、新しいことを始めればそれが生きがいになるとは一概にはいえない。どんなことでも、その人が楽しいと思えることが生きがいであるのかもしれない。

■生きがいとは何か

生きがいは、必ずしも高齢者に限った概念ではない。すべての人にとって、人生に生きる価値や意味を与えるものを生きがいという。オーストリアの精神科医であり、ロゴセラピー、実存分析の創始者であるフランクルは、人は生きる意味を求めていると主張した。ユダヤ人であるがゆえに強制収容所に入れられた体験をつづった『夜と霧』[2]は、読んだ方もいるだろう。生きる意味は、創造や愛のなかに発見されるばかりでなく、深い苦しみのなかにさえ見出される。どんなときでも、生きる意味を見出せることが、人が生きていくことである。

生きがいがあることは、生活に夢や目標を与え、生活の張りをもたらす。具体的には、目標や夢があること、それに取り組むことで充実感や満足感が得られるものであること、直接的・間接的に周囲の人とのつながりが感じられることが含まれる。

高齢者の生きがいが問題になることが多いのは、こういったものが得られにくくなる場合が多いからである。目標や夢をもちにくい、身体的な制約や意欲の減退によって、充実感や満足感が得られるものに取り組みにくい、周囲の人とのつながりを実感できるような関わりが少なくなるといったことが多く見られる。そのために、周囲のさまざまな配慮や工夫によって、いかに支援していくかが問題になりやすいのであ

[2] フランクル、V・E／霜山徳爾（訳）（1985）『夜と霧 ── ドイツ強制収容所の体験記録』新装版、みすず書房

る。

また、老いは悪いこと、若さは価値があることといった風潮も、生きがいの喪失に影響している。高齢者自身が、老いを拒否し、否定することで、それが自己否定につながって生きがいを喪失することにつながる。

■どんなときに生きがいを感じるか

調査の結果が示すように、生きがいをもてるかどうかには、居住環境・家族関係や友人関係などの人間関係、健康状態が大きく関わっている。

他の居住環境にはあまり差がなく、単身世帯を営む高齢者だけがやや低いということは、生きがいに家族の存在が関係していることを示している。友人の有無についても同様の傾向を示し、もっていない人だけが低い。家族や友人の存在が人と人との交流、こころとこころの交流をもたらし、こういったものが生きがいをもつうえで重要な要素となっていることを示している。まわりに人がいるからこそ、家庭内での役割や社会的な役割を担うことができる。それが張り合いになるからこそ、生きがいを実感できるのであろう。大都市、中都市に比べて、小都市や町村で生きがいを感じている人が多いのも、互いの顔の見えやすさと関係しているのかもしれない。

家族との関係や友人関係などの対人関係が生きがいであると答えている人が多い。趣味やスポーツ、テレビ、旅行など好きなことをしていることが生きがいであるという答えも多かった。

これについては、男性と女性とで異なる。「家族との団らん」「食事、雑談」「テレビ、ラジオ」「旅行」で女性の割合が高く、「趣味・スポーツ」「夫婦の団らん」「仕事」では男性の割合が高い。

■生きがいと役割、ボランティア活動

高齢期における家庭内役割の喪失や退職に代表される社会的役割の喪失は、高齢者の存在感・生きがい感の喪失にもつながる。この調査の結果からは、社会奉仕や地域活動をしているとき（14・3％）、収入があったとき（10・2％）と、何らかの役割をもっていることが生きがいにつながっているという傾向は見られない。

全国社会福祉協議会による「全国ボランティア活動者実態調査」（2001）によれば、ボランティア活動従事者のなかで60歳以上が過半数を占めるとの報告もある。最近では、特に高齢者による福祉関連のボランティア（たとえば、高齢者などとの話し相手、外出の手伝い、子育て支援など）も増えている。ボランティア活動は、社会貢献にとどまらず、ボランティア自身の健康・生きがいづくりにも大いに役立つと考えられる。

2-7 ストレス

ストレスって本当に悪いもの？

■ストレスとは何か

現代社会は、ストレス社会といわれる。高度な技術、情報化のなかで、常にさまざまな刺激を受け、のんびりとした時代と比べると気の休まるときがない。

そんななかで、ストレスがたまって、心身ともに疲れている人は少なくない。ストレスの発散や解消のために、さまざまな方法を駆使しながら、毎日を乗り越えている人も多いだろう。そういった風潮のなかでは、ストレスは悪いもののような受けとめ方が、一般的である。しかし本来、ストレスそれ自体は悪いものとはいえない。

ストレスということばを始めて用いたのは、キャノン[1]である。彼は、生命の特徴として、細胞レベルから個体全体にいたるまで、生命体内部のあらゆる面で恒常性が維持される傾向が認められることを示し、それが生命現象の大原則であることを提唱した。これがホメオスタシス（恒常性）である。キャノンは、外部からの脅威にさらされると、その脅威に立ち向かったり逃げ出したりする態勢を整えるようになる仕組みを明らかにした。つまり、ストレスの強さがある限度を超えて脅威の反応を引き起こ

［1］Walter Bradford Cannon（1871-1945）。米国の生理学者。ホメオスタシスは、同一の（homeo）状態（stasis）を意味するギリシア語に由来する。

すようになるという見解を示している。

ストレスということばが広く知られるようになったのは、セリエ[2]がストレス学説を提唱してからである。彼によれば、外から生体に何らかの刺激が加えられると、生体側にひずみの状態が生じ、それに適用しようとする反応が生じる。この、何らかの刺激が加わってひずみが生じた状態のこと、つまり心身に負荷がかかった状態をストレスという。このとき、そのひずみを生じさせる刺激のことは、**ストレッサー**と呼ばれて区別される。この関係は、よくゴムボールによって説明される。ゴムボールをつかんで握ると歪む。この歪みがストレスで、外から加えた力がストレッサーである。

[2] Hans Selye（1907-1982）。オーストリア生まれのカナダの生理学者。

■あらゆる刺激がストレッサー

ストレッサーには、物理的、化学的、生物的、社会的なあらゆる刺激が含まれる。

①**物理的ストレッサー**　温度（冷暖房など）、光（照明やパソコン画面など）、音（騒音、音楽）、局所的な身体の使用など

②**化学的ストレッサー**　タバコ、炭酸ガス、塵芥、臭気など

③**生物学的ストレッサー**　細菌、ウィルスなど

④**心理学的ストレッサー**　不安、怒り、喜び、悲しみなど

⑤**社会的ストレッサー**　職場や家庭の人間関係、時間の流れ、ライフサイクル、生活の変化、転居など

こうしてみてくると、身の回りのあらゆる刺激がストレッサーとなる。逆に一切のストレッサーのない生活を想像してみよう。温度も、音も、光も、特に感じることもなければ変化することもなく、無菌の状態で、感情も起こることなく、人間関係に煩わされることもない。こんな生活は、決して快適な生活といえるものではない。

■一切の刺激を制限すると

ヘロンら[3]は、感覚遮断の実験と呼ばれる、おもしろい実験を行なっている。大学生を快適な温度に保たれた小さな防音部屋に入れて、食事とトイレ以外はベッドに寝たまま過ごしてもらい、どのような反応が起こるのかを調べた。実験に協力してもらった人には、過ごした期間に応じて謝礼も支払われている。何もしないでただ寝ているだけで、長くいればそれだけたくさんの謝礼が得られる。彼らにとっては、良いバイトだったかもしれない。

ただし、目にはすりガラスのゴーグル、耳には小さなうなり音のするイヤホンを、手には筒がつけられていた。つまり、視覚、聴覚、触覚刺激を最小限にしている。何もしなくてもいい、外部からの不快な刺激も制限されている、お金ももらえるという条件で、実験者からはなるべく長くいてほしいといわれていたのに、多くの参加者は長くは続かなかった。そればかりか、時間の経過とともに、知能や集中力の低下、幻覚の体験、被暗示性の高まりを示している。刺激を極端に制限されると、必ずしも快

[3] Heron, W., Bexton, W.H. & Hebb, D. (1953) Cognitive effects of a decreased variation in the sensory environment. *American Psychologist*, 8, 366.

適とはいえないようである。常に適度な刺激にさらされながら、それに反応をしている状態が、人にとっては快適な状態といえる（図2-1）。

■最適水準のストレス

ストレスそれ自体が悪いのではなく、適応しきれない強いストレスや、いつまでも持続してひずんだ状態が続くようなストレスが、私たちにとっては有害であるということがわかる。作業効率とストレスの強さとの関係を見ると、逆U字型の曲線を描くことが知られている。[4] 縦軸に仕事の効率、横軸にストレスレベルをとると、過小なストレスの場合と過剰なストレスのときには作業効率は低く、ある程度のストレスがあるときが最も作業効率がよい。これを**最適ストレス**（オプティマルストレス）という。

セリエは、「ストレスは人生のスパイスである」と述べている。過小なストレスの状態は、人の意欲を低下させ、感覚を鈍化させ、倦怠感を生じさせる。あるいは、過剰なストレスのときと同様、イライラしたり、不安になったり、眠れなくなったりといった場合もある。[5]

■過剰なストレスにさらされると

そうはいっても、強いストレッサーに突然見舞われたり、その状態が長く続いたり

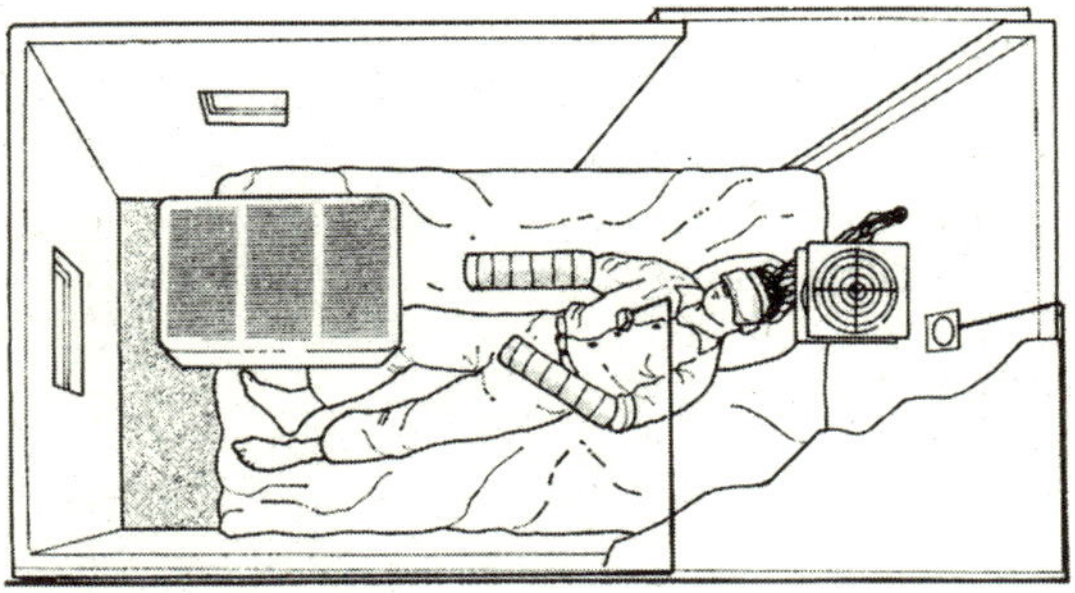

図2-1　感覚遮断実験

[4]「1-9　スポーツ・モニタリング・トレーニング」参照。

すると、それは有害なものとなる。

生体にストレッサーが加えられると、**汎適応症候群**（General Adaptation Syndrome: GAS）と呼ばれる生理反応を示す。これは、外からの刺激に対する適応の反応と見ることができる。これには、主に3つの段階が認められる。

① **警告期**　生体が急にストレッサーにさらされたときに示す反応である。刺激を感知して、警告反応が起こり、ストレッサーに適応していくための準備態勢が整えられる段階である。これは、ショック相と反ショック相とに分けられる。ショック相とは、ストレッサーにさらされた直後に示される反応で、体温の低下、血圧の低下、急性の胃腸のただれなどが見られる。その後、ストレッサーに対する防衛反応としての反ショック相になり、逆の反応を示す。

② **抵抗期**　さらにストレッサーにさらされると、ストレッサーに対する抵抗力が正常時よりも高まった状態が維持されて、ストレッサーに対するさまざまな対処がとられる。この時期は、生体がストレッサーに抵抗し、一応の安定が保たれる。

③ **疲はい期**　長期にわたってストレッサーに対する反応を繰り返すうちに、抵抗する力や適応に必要な生体の力が使い果たされて、適応反応を維持できなくなる段階。ストレッサーが強すぎる場合、長期にわたって持続した場合、警告期、抵抗期に繰り返しさらされた場合などには、生体はそれ以上適応する力を失ってしまい、ショック相と同様の反応を示すようになる。そうなる前に、適切な対応が必要になる。

［5］また、ストレスの質も大切である。ポジティブなストレスを**ユーストレス**（eustress）、ネガティブなストレスを**ディストレス**（distress）と呼んで区別する。たとえば目標、夢、スポーツ、良い人間関係など、人を元気にしてくれるようなストレッサーやそれを感じている状態がユーストレスである。逆に、悪い人間関係、過労、不安、病気などの刺激やそれによる不快で苦しい状態がディストレスである。同じ場面でも、気持ちの持ち方で、ディストレスをユーストレスに変えることができる人もいる。また、人によってストレスに対する耐性も違う。このように、ストレスとどのように付き合っていくか、それに耐えることができるかといった個人差によっても、ストレスの意味や反応は異なる。一概にストレスは悪いものだとはいえないのは、このような事情による。

2-8 ストレス・コーピング

ストレスとの上手な付き合い方

■ストレスと付き合う

ストレスがたまったときには、どんな対処の仕方をするだろう。ある人は、カラオケで発散してすっきりさせる。趣味や特技のある人は、それに没頭する時間をもつことで、また元気が回復できるかもしれない。あるいは、休みの日にぐっすり寝て、体の疲れがとれると、ストレスも一緒に解消するという人もいる。イライラしてくると何も考えずに、もくもくと庭の草むしりをするという人もいた。汗をかいて、庭もきれいになって、冷たいビールを飲み干すとすっきりするという。もっとも、庭のある家でなければまねはできない。

「ストレスがたまった」と一口にいっても、2通りの状況がある。生活の一部分にストレスが偏りバランスを欠いている場合と、全体的にストレスがかかり活力そのものが低下している場合とである。

家庭などプライベートな場面では問題がないが、仕事や職場の特定の人間関係で疲れているような場合が前者にあたる。このようにバランスを欠く場合には、気分転換をするなどしてバランスを取り戻すことが有効であるといわれる。後者のように全体的に活力が低下している場合には、休憩・睡眠を十分にとって回復することが有効である。自分にあった方法をもっていると、ストレスがたまりすぎることを回避できる。

■コーピング

ストレス反応を低減するための認知的、行動的努力は**コーピング**（coping）と呼ばれている。

コーピングを行なうためには、その人にとって利用可能な資源を活用することが必要である。ストレス反応の低減に有効なコーピング資源には、身体的健康、自己効力、問題解決スキル、社会的スキル、ソーシャルサポートがあげられる。コーピングにはかなりのエネルギーを使うので、身体的に健康で、体力がある方がコーピングはうまくいく。また、問題をとらえ、解決法を見出すための問題解決スキルや、円滑な対人関係をこなすスキルと援助が得られるような人間関係をもっていることが、コーピングの促進には有効である。

自己効力とは、バンデューラ[1]によって提唱された概念で、外界の事柄に対し、自分が何らかの働きかけをすることが可能であるという感覚・実感のことである。ある具体的な状況において適切な行動を成し遂げられるという予期、および確信である、**結**

［1］バンデューラ，A／原野広太郎（監訳）（1979）『社会的学習理論』金子書房

結果予期と**効力予期**とによって規定される。結果予期とは、ある行動がどのような結果を生み出すのかという予期のことであり、効力予期とは、ある結果を生み出すために必要な行動をどの程度うまく行なうことができるのかという予期のことである。

自己効力には、表2-2のように4つの源泉があるとされる。

ラザラスら[2]は、コーピングの方略を、ストレッサーやその環境に働きかけ、変化させようとする**問題焦点型コーピング**と、ストレッサーに対する認知や常道を調整しようとする**情動焦点型コーピング**とに分類した。具体的には、前者は問題がどこにあるのかを明確にする、情報を集める、解決策を検討する、問題解決を実行するといった行動を含んでいる。後者は、回避する、距離をおく、見方を変える、気晴らしをするといったように、不快な情動やストレス反応を低減するための対処といえる。

■ストレス対処8つのタイプ

さらにラザラスらは、ストレスの対処について8つの型（タイプ）を見出している。

① **計画型**　問題解決に向けて計画的に対処したり、いろいろな解決法を検討したりする。

② **対決型**　困難な状況を変えようとして積極的に努力する。

③ **社会的支援模索型**　問題解決のために他人や相談所などに援助を求める。

表2-2　自己効力の4つの源泉

達成体験	最も重要な要因で，自分自身が何かを達成したり，成功したりした経験
代理経験	自分以外の他人が何かを達成したり成功したりすることを観察すること
言語的説得	自分に能力があることを言語的に説明されること，言語的な励まし
生理的・情緒的高揚	酒などの薬物やその他の要因によって，気分が高揚すること

［2］Lazarus, R. S. & Folkman, S. (1984) *Stress, appraisal, and coping*. Springer.［本明寛・春木豊・織田正美（監訳）(1991)『ストレスの心理学』実務教育出版］

④**責任受容型**　誤った自分の行動を素直に自覚し、反省する。

⑤**自己コントロール型**　感情や考えを外には出さず、問題に慎重に対処する。

⑥**逃避型**　問題から心理的に逃げ出すことを考えたり、人に当たり散らしたりする。

⑦**離隔型**　問題は自分と関係ないと考え、問題や苦しみを忘れようとする。

⑧**肯定的再評価型**　困難を解決した経験を高く評価し、困難の後には発展があると考える。

これらの型は、人によってよく用いる対処法とそうではないものとがある。しかし、どれが優れているということはなく、また対処の過程での望ましい順番もない。対処に優れている人は、レパートリーが豊富で、その時々の状況によって使い分けることができると考えられている。

■自己コントロール

問題解決のためには、自分で自分自身をコントロールすることが必要である場面が多い。思考、感情、運動、態度、自律神経系支配の諸活動など、行動のすべての側面について、自己の意思で随意的にコントロールすること、また、そのための手法を実践することを、**自己コントロール**（**セルフコントロール**）という。

自己コントロールの1つに、情緒的、身体的反応の自己コントロールがある。たとえば、不安や緊張といった情緒的反応や、胸がどきどきしたり、顔が赤くなったりといった身体反応を自分で管理することである。これは、**リラクセーション**とほぼ同じ意味で使われており、そのためのさまざまな技法も開発されている。たとえば、**自律訓練法**は、両腕両足が重たい（第一公式四肢重感）とか両腕両足が温かい（第二公式四肢温感）といったことばを頭のなかで繰り返すことによって、心身をリラックスさせる方法である。他にも、**漸進的弛緩法**などもよく用いられている。あるいは単に深呼吸をしたり、散歩をしたりといった簡単なことでも、リラックスの効果は十分に期待できる。

また、習慣的行動の自己コントロールがある。たとえば、生活習慣の改善や我慢することなど態度や行動を自己管理することである。さらに、思考過程の自己コントロールがある。たとえば、自分の考えをまとめたり、客観的に物事を判断したりといった思考過程を自己管理することである。

■ストレス・マネジメント

有害なストレッサーや過度のストレスにさらされている状態にあるとき、健康を守るためには、ストレスについての正しい知識やコーピングの方法を身につけておくこと、ストレス耐性を高めること、ストレッサーを回避したり、ストレッサーを生み出す要因を解消したりするために、環境を調整することが有効である。このようなストレスに関する環境や個人の状態を積極的に調整することを、**ストレス・マネジメント**という。

坂野ら[3]は、ストレス・マネジメントの方法として、刺激への介入、評価過程への介入、対処技法への介入、ストレス反応への介入の4つをあげている。それぞれにおいて、環境調整、認知療法、ソーシャルスキルトレーニング（SST）、自律訓練法などのリラクセーションが用いられる。

ストレス・マネジメントは、主に医学や心理学の専門的立場から行なわれていた。しかし現在、多くの人が強いストレスにさらされている状況となり、ストレス・マネジメント教育を充実させて、自分で自分のストレスコントロールが可能になるような支援が盛んに行なわれている。学校や職場におけるストレス・マネジメント教育においては、ストレスに関する知識を提供したり、コーピングの仕方やリラクセーションの方法を習得させたりする。

ストレスを悪者と決めつけるのではなく、それと上手に付き合えるようになることが、毎日の生活を快適に送れるようにする秘訣だろう。

[3] 坂野雄二・大島典子・富家直明・嶋田洋徳・秋山香澄・松本聡子（1995）「最近のストレスマネジメント研究の動向」早稲田大学人間科学研究 8: 121-141.

2-9

感　情

人を心底から動かすもの

■感情とは何か

私たちは毎日の生活で、さまざまな感情を体験している。楽しくなったり、落ち込んだり、怒ったり、悲しんだり。朝目覚めたときの、なんとなくさわやかな気分、沈む夕日を眺めながらなんとも良い気持ち。これらもすべて感情である。

感情とは、快・不快の意識状態全般のことである。これには、感覚的感情、気分、情緒、情操が含まれる。

感覚的感情とは、感覚に伴う感情である。たとえば、匂いをかいだときそれを心地よいと感じたり、不快に感じたりする。また、直線は硬い感じがし、曲線はやわらかい感じがする。こういったものを感覚的感情と呼ぶ。

気分は、情緒の背景にあって、弱く長く続く感情状態のことである。さわやかな気分とか憂うつな気分といったものがそれである。これは、必ずしも明確な理由や原因をもたない場合も多い。

情緒は、強い一過性の感情で、それが起こる原因が明確にあり、生理的な変化を伴う感情である。喜怒哀楽といった、日常的に感情と呼ぶものはこれである。**情操**とは、価値あるものに触れて起こる感情のことである。真、善、美に対する感情のことである。夕日を眺めて感動したり、音楽を聴いてこころが動いたりといった気持ちの変化をいう。

感情は主観的な体験である。他の人の感情には、直接触れることはできない。そのため日常的には、発せられたことばや表情、行動やその文脈を手がかりにして推測を行なっている。カウンセリングにおいて、**共感的理解**が重要視されることはこのことと関係している。共感的理解とは、相手の感情を自分のなかに再現するような理解の仕方をいうが、これは、感情が主観的な体験であるからともいえる。

■表情と情動

表情は、情動を推測する際の大きな手がかりとなる。表情は、表情筋の働きによってつくられるが、民族や文化に関係なく共通している。そのため、どんな人とでも交流をすることが可能である。ただし、文化や民族によって、表情に出しやすいか出しにくいかの違いがある。かつて日本人はよく能面のようで情動が理解しにくいといわれていたが、それはこのことと関係している。

シュロスバーグ[1]は、表情がどのような構造になっているかを調べるために、俳優にさまざまな表情をしてもらい、それを分類、整理した（図2-2）。72枚の写真を並

[1] Harold Schlosberg（1904-64）。アメリカの心理学者。

べたところ、快–不快を縦軸に、注意–拒否を横軸とする直行軸に円環状に配置された6つのカテゴリーが見出された。6つのカテゴリーとは、「愛・幸福・楽しさ」、「驚き」、「恐れ・苦しみ」、「怒り・決意」、「嫌悪」、「軽蔑」の表情であった。

「愛・幸福・楽しさ」は快の表情、その反対側の「怒り・決意」は不快の表情である。「驚き」、「恐れ・苦しみ」はいずれも対象に接近・注目をする注意を表す表情であるが、驚きは快で、恐れ・苦しみは不快である。同様に、「嫌悪」、「軽蔑」は対象を拒否する表情であるが、軽蔑が快であるのに、嫌悪が不快であることで区別される。隣り合った表情は、お互いに似た表情であるといえる。「愛・幸福・楽しさ」と「軽蔑」、「驚き」は隣り合っている。そのため、ことばやそのときの文脈や過去の経験や記憶が手がかりにできないと、あるいは、誤解を招くこともあるかもしれない。

■悲しいから泣く、泣くから悲しい？

情動は、生理的な変化を伴う一過性の感情である。この生理的な変化と情動とはどのような関係にあるのだろうか。

悲しい（情動）ときには、涙が出る（生理的反応）。普通に考えれば、情動が発生して、その結果として生理的な反応が起こると考えられる。しかし、ジェームズ[2]やランゲ[3]は、情動が生理的変化を引き起こすのではなく、生理的変化が生じたことが知覚されることで、情動反応が起こるという**末梢起源説**を唱えている（**ジェームズ=ラン**

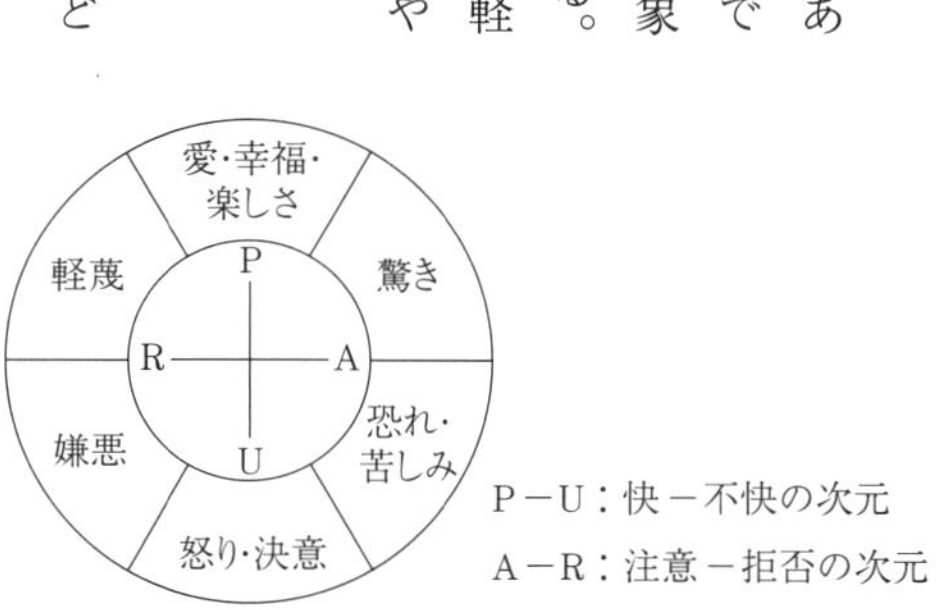

図2-2　顔面表情の2次元説6カテゴリー（Schlosberg, 1952）

[2] William James（1842-1910）。アメリカを代表する哲学者・心理学者。

[3] Carl Lange（1834-1900）。デンマークの医師・心理学者。

ゲ説[4]として知られる)。

まず、視覚や聴覚などの受容器から大脳皮質に情報が伝えられる。するとそれに反応して、内蔵や筋肉に対して興奮が伝えられ、生理的変化や行動が起こる。それが再び大脳皮質に伝えられて情動が起こるという考え方である。たとえば、森を歩いていたらクマに遭遇した。やばい、逃げなきゃと思って後ずさりをしようと思ったけれど、足ががたがたと震えてきた。やっとのことで、逃げることができた。すると、急に恐怖がわきあがってきた。この場合、怖いから、逃げたり、震えたりしたのではなく、逃げたり、震えたりしたから恐怖という情動が起こってきたのだと解釈される。

もしも、この考え方が正しいのであれば、末梢からの神経が遮断されれば、情動は起こらないことになる。しかし、末梢神経の自律神経系を損傷した犬が、心臓などの内臓器官からのフィードバックを脳に受けることのできない状態で情動反応を見せた事例などを根拠に、末梢起源説は批判された。

キャノン[5]やバード[6]の**中枢起源説**は、脳のなかの視床過程の機能を重視している。末梢神経系の生理学的変化を起こす前に、脳の視床で外部事象の情報処理をして状況の正確な知覚を行なう。視床は、末梢神経系に生理的変化を引き起こす信号を送るが、そのフィードバックが情動になると考えた。情動体験と身体的変化、生理的変化は独立して起こるという考え方である。たとえば、クマに出会ったときに、その情報は逃げよう、足が震えるという変化を起こし、同時にその命令を出したことで恐怖が起こ

[4]「3-10 笑い」参照。

[5]「2-7 ストレス」の注1参照。

[6] Philip Bard（1898-1977）。アメリカの生理学者、第18代アメリカ生理学会会長。

ると解釈される。

しかし、この考え方でもうまく説明できないことがある。たとえば、生理的な変化や身体的な変化は似ていても、異なる情動があることを説明できない。たとえば、どきどきするのは、怒っているときでも愛を告白するときでも同じである。ダットンとアロンが行なったつり橋の実験[7]では、被験者の男性が橋で女性にアンケートを求められて、結果などに関心があれば、後で電話するようにと電話番号をわたされた。条件は、ゆれない橋か、つり橋かの違いだけで、後は違いがないようにしてあった。結果は、つり橋ですれ違った方が、後で電話する人が多かったというものであった。すれ違っただけではっきりとした評価はできない状態で、つり橋ですれ違った被験者の男性たちは、そのときの自分の生理的な変化、この場合はつり橋を渡る恐怖感によってどきどきしたことを、魅力的な女性と出会ったことによる生理的、性的興奮と取り違えて、それを手がかりに自分の情動を理解し、それが電話をかけるという行動に反映したと考えられる。

■状況の解釈も情動には関係する

何か体験したときに、先に行動や生理的な変化を体験して、その後に情動を意識することはよくあることである。しかし、末梢起源説ではうまく説明できない。シャクター[8]は、情動は生理的な変化と認知的手がかりとの相互作用によって起こるという情

[7] Dutton, D. & Aron, A. (1974) *Some evidence for heightened sexual attraction under condition of high anxiety*, University of British Columbia.

[8] Stanley Schachter (1922-97)。アメリカの心理学者。

動の2要因説を提唱した。ある状況において生理的な変化が生じたとき、その生理的変化の発生理由が説明できれば情動は発生しないが、理由がわからないときには、その状況をそのように認知したら良いのかの手がかりを無意識のうちに探し、その手がかり次第で喜怒哀楽などの異なった情動が発生するという考え方である。

彼らの実験では、被験者にエピネフリン[9]という興奮作用のある薬をビタミン剤と偽って注射して、どのような情動が発生するのかを調べた。待合室には、被験者のふりをしている実験協力者（サクラ）がいて、ある部屋ではイライラしたり怒っている様子で、別の部屋では楽しく陽気な様子で過ごしていた。すると、前者と一緒に過ごした被験者には怒りの情動が、後者と過ごした被験者には喜びの情動が発生した。同じ生理的興奮状態にある被験者が、自分のおかれている社会的状況のなかの情動刺激に、その興奮状態の原因を求め、対照的な情動体験をしたことになる。このように自分の身体、生理的な状態の原因がうまく理解できないときには、情動が環境状況を認知的に評価することと関係していることを示している。

付き合い始めたばかりのデートのとき、遊園地や映画など、高いところや暗いところが選ばれることが多いのは、そのためのどきどきがお互いの魅力を高めるせいかもしれない。

[9] 副腎髄質から分泌されるホルモン。「アドレナリン」とも呼ばれる。交感神経を強力に刺激し、身体を興奮状態にし、心拍数の増加や血圧上昇、血糖上昇などをもたらす。

2-10 グループと自然の癒やし効果
人や自然と関わることで健康づくり

■健康心理カウンセリング

健康心理学において健康を支援していくための実践活動の1つに、カウンセリングがあげられる。**健康心理カウンセリング**は、カウンセリングの手法を用いて健康増進のための支援を行なうことである。たとえば、健康増進のためのプログラムを作成することへの援助や、習慣的行動やライフスタイルの修正のための支援、痛み、不安などの解消の援助なども含む。つまり、カウンセリングの技術を用いて、心理的、身体的、社会的な**ウェルビーイング**の達成に寄与することといえる。

一般的にカウンセリングは、何らかの適応上の問題をもっているとき、たとえば悩みがあるとか、気分が沈んでいるといった不適応の状態のときに行なわれるものと考えられている。しかし本来カウンセリングの機能には、治療、予防、開発の3つがあり、第2の機能を強調するものを**予防的カウンセリング**、第3の機能を強調するものを**開発的カウンセリング**という（図2-3参照）。つまり、不適応を未然に防いだり、よりよい適応を目指したりといった心理的支援もまた、カウンセリングの役割といえ

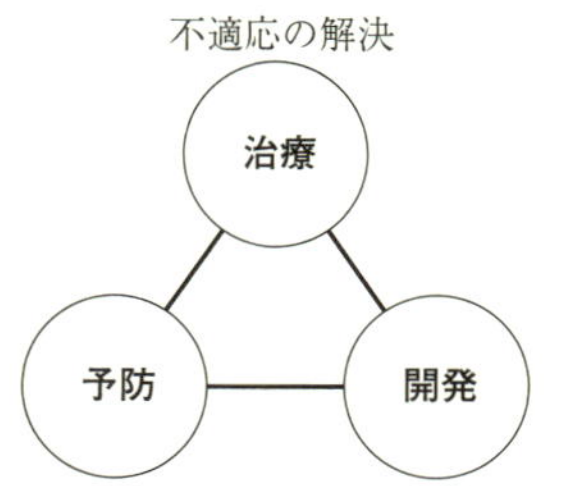

図2-3　カウンセリングの機能

る。

健康心理カウンセリングにおいては、こういった予防的、開発的な観点からの取り組みが必要となってくるだろう。たとえば、さらに元気になれるように、より自分らしく生活できるように、気持ちよく毎日が過ごせるように、感動の体験が得られるように、という目的でのカウンセリングが、ますます求められるようになってきている。

最近、こういった観点から、人や自然と関わることを通して人々の心身の健康づくりを支援しようとするさまざまな取り組みが盛んになってきた。ここではその内のいくつかを見ていこう。

■森林療法

森のなかなど、自然のなかではこころが落ち着き、癒やされる経験は古くから知られている。近年よく知られるようになったものに、フィトンチッド（揮発性芳香物質）と呼ばれるものがある。植物が自分の身を守るために発する物質で、抗菌効果や消臭効果があり、私たちのこころをリフレッシュさせるといわれている。他にも、森は視覚、聴覚など、五感全体で心地よさを感じることができる。それが癒やしと関係していると考えられる。

こういった効果に注目して、自然のなかでのさまざまな活動により、楽しみながら心身を健やかにする援助を行なう療法を**森林療法**[1]という。森林療法は、森を歩くことで森林浴や森林レクリエーションを行なうこと、地形を活用したリハビリテーション的な活動を行なうこと、森のなかでのカウンセリング的な関わりをもつこと、森のなかでの保育・教育的な活動を行なうことの4つの領域からなる。生理的には、ストレスホルモンや唾液中のコルチゾールの減少、ナチュラルキラー細胞の活性化など、リラックスして快適さを感じていることが確認されている。

個々の活動としては、ネイチャーゲームや構成的グループ・エンカウンター、ウォーキングなども取り入れられている。抱えている悩みや問題が軽減する、ありのままの自分を受け入れられるようになる、他者とのコミュニケーションやチームワークが改善するなどの効果が示されている。

■**構成的グループ・エンカウンター**

野島[2]によると、「自己成長をめざす、あるいは問題・悩みをもつ複数のクライエントに対し、1人または複数のグループ担当者が、言語的コミュニケーション、活動、人間関係、集団内相互作用などを通して心理的に援助していく営み」を**グループアプローチ**という。その1つである**構成的グループ・エンカウンター**とは、ホンネを表現しあい、それを互いに認めあう体験を通して、自分や他者への気づきを得ることを目的としたグループ体験である。[3]

[1] 降矢英成（編）(2005)『森林療法ハンドブック』東京堂出版、などを参照。

[2] 野島一彦 (1999)「グループ・アプローチへの招待」現代のエスプリ 385、至文堂

[3] 國分康孝によって考案された。構成的グループ・エンカウンターの実際については、國分康孝・國分久子（監修）『構成的グループエンカウンター事典』図書文化社、ホームページを参照。
http://www.toshobunka.jp/sge/index.htm

実際には、それぞれねらいをもったエクササイズを目的や対象に応じて組み立て、リーダーがルールを示し時間管理をしながら進めていく。エクササイズの例としては、「じゃんけんインタビュー」、「他者紹介」といった、まわりの人とのつながり、リレーションの形成を主なねらいとしたもの、「誕生日チェーン」などのコミュニケーションをねらいとしたもの、「人生曲線」のように自分を振り返り、自分の人生を受け入れること（自己受容）をねらいとしたものなど、さまざまなねらいをもった、多くのエクササイズが考案されている。それをリーダーが参加者に合わせてプログラムをつくって、提供していく。

エクササイズを通して起こったこころの変化を参加者はお互いに分かち合うことで、認知の拡大と修正を得ていく。特徴として、短期間にリレーションを高められること、メンバーの状態に応じて調整できること、定型化されたプログラムによって、熟達者でなくても展開できることといったメリットがあるとされる。

■ネイチャーゲーム

ジョセフコーネルが1979年に発表した、感覚を使って身近な自然を直接体験するプログラムである。[4] 深い自然への気づきを目的としている。環境教育のプログラムとして普及しているが、カウンセリング、癒やしの手法としても注目されている。

指導者は「自然案内人」と位置づけられ、自然から得られる体験を分かち合うこと

[4] コーネル、J／吉田正人・辻淑子・品田みずほ（訳）（2000）『ネイチャーゲーム1』改訂増補版、柏書房。公認ネイチャーゲームリーダーの資格については、以下を参照。http://www.naturegame.or.jp/index.html

を重視する。そこから、指導員の心構えとして、「教えることよりも分かち合おう」、「受け身（receptive）でいよう」、「チャンスを逃さないで」、「体験第一、説明は後で」、「楽しさは学ぶ力」の5つがあげられている。つまり、体験する人の気持ちや自然の状態を受けとめること、楽しさを大切にすることなどが重視される。これらは、カウンセリングにおける傾聴のための態度と通じるものがある。

実際の活動は、そのねらいによって4つの段階に分けられている。「コウモリとガ」、「ノーズ」など第1段階の活動は、体を使ったダイナミックな活動によって熱意を呼び起こすこと、「カモフラージュ」、「フィールドビンゴ」など第2段階の活動は、まわりの自然に注目をして感覚を研ぎ澄ますこと、また、「わたしの木」、「大地の窓」など第3段階の活動は、自然と向かい合い、自然を直接体験することがねらいである。さらに、感動や理想を分かち合うことをねらいとした「フォールドポエム」、「森の設計図」などは、第4段階の活動とされている。リーダーは、プログラムの作成において、体験する人のこころと体の状態に合わせて組み合わせ、全体的な流れのなかで学ぶことを重視している。

■キャンプ療法・治療キャンプ（remedial camp）

日常生活から離れた環境のなかで、何らかの課題をもつ子どもたちと治療スタッフとが生活をともにして集中的な関わりをもちながら課題の解決をはかる積極的な介入方法をいう。主に、軽度発達障害をもつ子どもや不登校などの子どもたちを対象に行なわれることが多い。

必ずしも野外活動には限らないが、野外活動として計画された場合には、集団生活の効果に加えて、野外活動、自然体験活動が発達に及ぼす影響がより期待される。

石崎[5]は、援助的サマースクールの体験に基づいて、動機づけの観点から、野外活動、自然体験活動が個人の自律性の発達に及ぼす影響についての仮説を提唱し、自然体験は、感覚運動的な実体験が得られやすいこと、自律性の源泉と考えられる自己決定、有能、関係性を体験する機会が豊富であることを指摘している[6]。

コンピュータゲームなど、五感を伴う実体験の裏付けのないヴァーチャルな体験の危険性が指摘されているが、自然体験は五感を刺激する機会に満ちている。また、試行錯誤に基づく自己決定感の発達、成功体験やそれに基づく達成感は有能感を高める。さらに、周囲の人や自然といった環境とのつながり、関係性を感じる機会も多い。指導の際には、こういったことが十分に体験できるような配慮をすることで、さらに効果的な体験が提供できると考えられている。

しかし、まだ**ネイチャーセラピー**としての研究は始まったばかりであり、十分に確立したものとはいえない。今後、理論についての詳細な検討が行なわれることで、その有効性や仕組みについて明らかにされていくだろう。

[5] 石崎一記（2008）「援助的サマースクールの研究Ⅵ（その1）」東京成徳大学臨床心理学研究 8: 21-27.

[6] デシ、E・L&フラスト、R／桜井茂男（監訳）（1999）『人を伸ばす力 ── 内発と自律のすすめ』新曜社

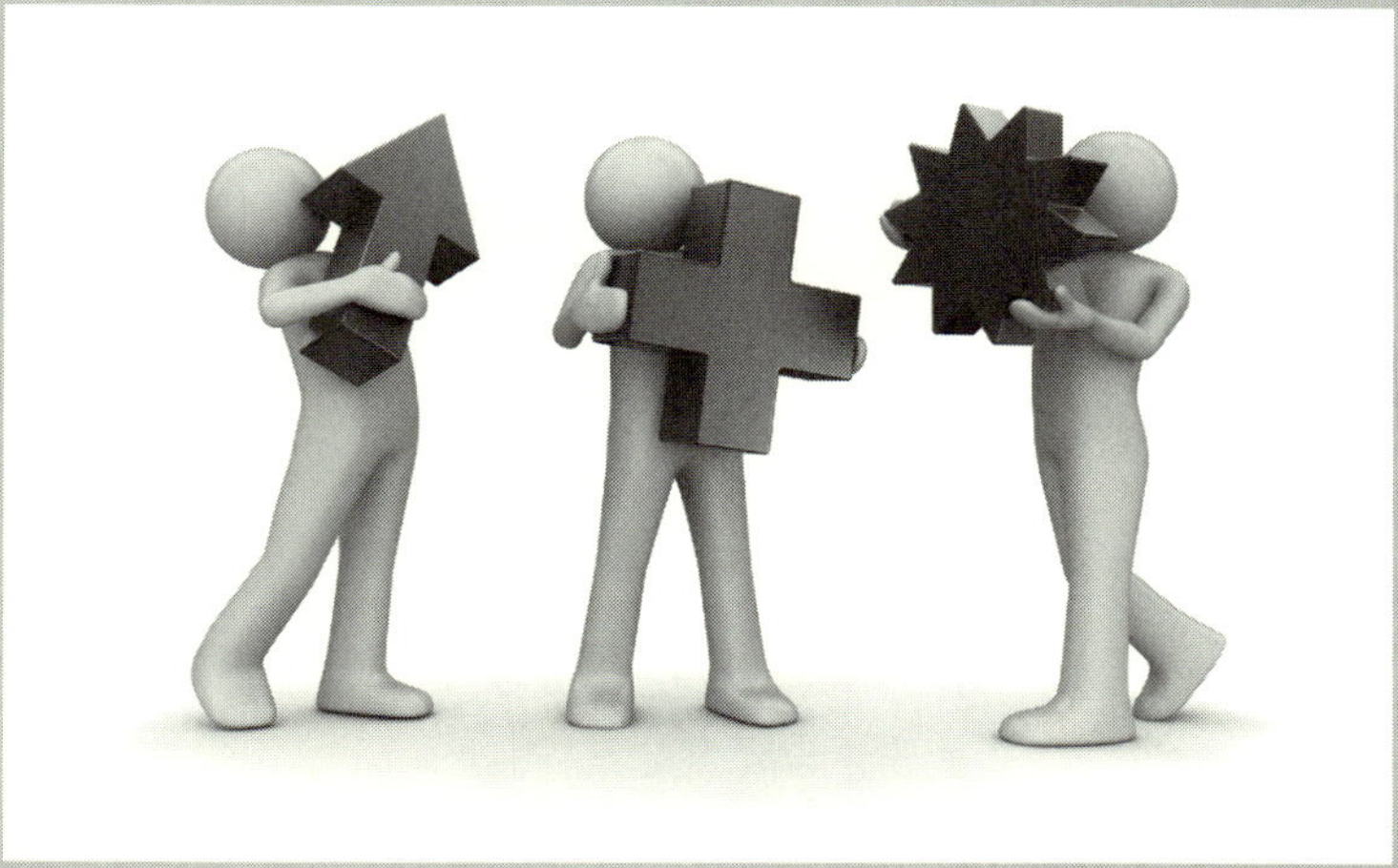

第3部

ポジティブ心理学

3-1 ポジティブ心理学とは

人間のもつ「強さ」から考える

■ポジティブ心理学の誕生

ポジティブ心理学は、1998年にアメリカ心理学会の会長であったセリグマン[1]が、心理学会員に向けた機関紙において、これまでの心理学の方向性がネガティブな側面に偏りがちであったことを批判したことが始まりだといわれている。

そして、同じく1998年のアメリカ心理学会の総会において、セリグマンは、これからの心理学が人間のポジティブな側面に注目して、人間のもつ強さを引き出し、それによって個人や社会を支えるような、本来の心理学が目指してきた学問を目指すべきであることを主張し、こうした学問を「ポジティブ心理学」と呼ぶと述べたのである。ポジティブ心理学という学問が誕生した瞬間であった。そして、わずか10年の間に、ポジティブ心理学は心理学の一分野として体系的に確立したのである。

ポジティブ心理学は、そう呼ばれるようになってから浅い歴史しかもっていないので、読者の皆さんには何か新しい学問であるように感じられるかもしれない。しかし、ポジティブ心理学と呼ばれている諸研究の大部分は、これまでポジティブ心理学とい

[1] Martin E. P. Seligman (1942-)。アメリカの心理学者。うつ病と異常心理学に関する世界的権威で、**学習性無力感**の理論で有名（「3-2 学習性無力感」参照）。

う名称で呼ばれていなかったにすぎないだけで、実際は十分な研究の積み重ねがあり、歴史をもっているといって良いのである。つまり、ポジティブ心理学は、心理学における新たな研究テーマや研究領域というよりも、「ポジティブ心理学運動」と呼ぶのが相応しいような、心理学全体に関わる学問的な運動と考えられている。[2]

[2] 島井哲志（2004）「日本健康心理学会第17回大会プログラム」p.23.

■20世紀の心理学

先にも少し触れたが、人間のポジティブな側面に光をあてるポジティブ心理学が誕生した背景には、心理学のその歴史が深く関わっているので、まずはそれについて簡単に説明しよう。

セリグマンがポジティブ心理学を立ち上げたのは、当初、ポジティブ心理学の重要性を強調するというよりもむしろ、これまでの心理学が人間のネガティブな側面のみを扱ってきたことに対する批判という面が強かった。[3]

しかし、その当時はそうせざるをえなかった土壌があったことも確かである。第二次世界大戦後に、心理学はめざましい発展を遂げてきたといわれるが、戦争やそれに伴う貧困といったストレスフルな出来事に遭遇した人たちを援助するためには、こころの弱い部分の知識や理解が不可欠だったのである。

[3] というのは、20世紀の心理学——特に臨床心理学が隆盛——では、精神的な障害や人間の弱さに焦点があてられた研究が主流であったからである。たしかに、これまでの心理学の研究テーマといえば、うつや不安などのネガティブ感情、攻撃性や悲観主義（ペシミズム）などのネガティブな個人特性といった具合に、心理学の関心が人間のこころの弱さの部分に向けられていた。そして、そこでは、人間を、外的な影響を受動的に受ける傷つきやすい存在ととらえていたのである。

■21世紀の心理学

先進諸国においては、衣・食・住といった生理的欲求が満たされてくるなかで、人々の関心が物理的なものから精神的なものへ向かっていった。心理学者のマスロー[4]は、人間の**欲求**について最も低い水準の生理的欲求から、最も高次の自己実現欲求まで、ピラミッド型の5段階の**欲求階層**をなすという考えを提唱している（図3-1参照）。ここでは、上位の欲求は、下位の欲求が満たされて初めて追求することができると考えられている。現代の人間は、下位の欲求が満たされ、自尊心の欲求や自己実現の欲求といった、より上位の欲求の充足を目指しているに違いない。そこで求められるのが、人間の強さに光をあてるポジティブ心理学となるのであろう。本来の心理学が目指してきたものは、障害や弱さを研究することだけであるはずはなく、人間の優れた機能について研究することでもあったはずである。そして、そのように考えれば、心理学が社会のなかで応用される場合に、弱いところを補い援助することのためだけではなく、人間のもつ良いものを育み養うために、もっと力が注がれるべきであると、これからの心理学は考えるのである。

■ポジティブ心理学が目指すもの

ポジティブ心理学では、人間を、いきいきとした人生を築いていくことを目指し、環境に対して積極的に働きかけていく未来志向性をもち、自分の人生に対して責任の

［4］ Abraham Harold Maslow（1908-1970）。米国の心理学者。
Maslow, A. H.（1943） A theory of human motivation. *Psychological Review, 50*: 370-396.

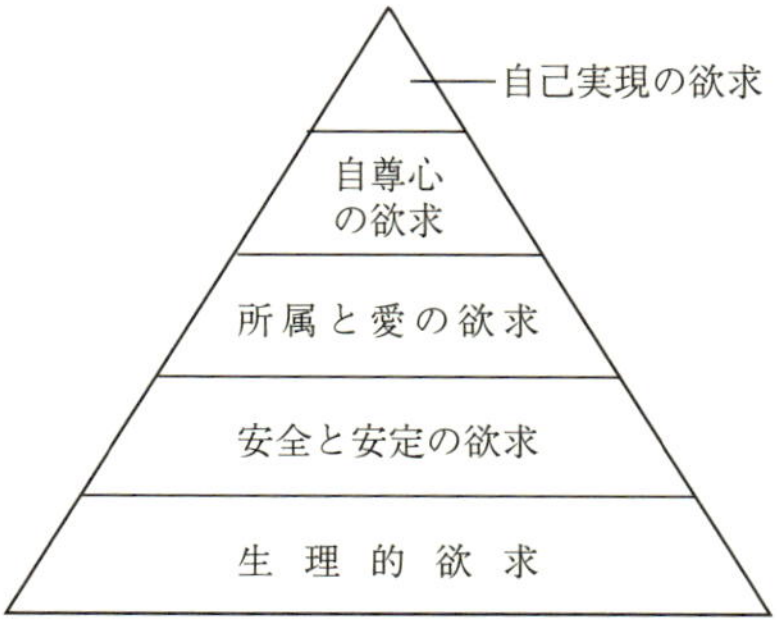

図3-1　人間の欲求階層説（Maslow, 1943）

ある存在とみなす。そして、ポジティブ心理学は、過去に焦点をあてるよりも将来の人生の充実に注目しており、また無意識のなかの欲望や弱点に焦点をあてるのではなく、自分のもっている隠れた才能に気づくことを目指している。

だからといって、ポジティブ心理学が、良いところやポジティブな側面だけに注目して、ネガティブな部分や弱い部分があることを無視しているのではない。セリグマンが指摘しているように、人間の弱さを和らげ導くためにも、人間の強さに着目しようとするのである。人間のこころの働きの強いところ――長所――を大切にして、それを活かすようにすることで、人生はこれまで以上にずっと充実し、また楽しくなるはずである。

日常生活のさまざまな経験のなかで、私たちのこころのポジティブな側面は生きがいや幸せをもたらしている。ポジティブ心理学は、必ずやわれわれの**クオリティ・オブ・ライフ**[5]（**QOL**：生活の質）を改善し、また人生が不毛で意味がない場合に生ずる病理を予防してくれるに違いない。

ポジティブ心理学の代表的な理論としては、ポジティブ感情、主観的**ウェルビーイング**[6]、フロー理論、楽観と悲観、ポジティブな特性などさまざまあるが、第3部では、ポジティブ心理学研究から得られた知見をもとに、こころを元気にする技法を主に紹介する。

[5]「2-5　QOL」参照。

[6] ポジティブ心理学の代表的な理論については、たとえば、島井哲志（編）（2006）『ポジティブ心理学――21世紀の心理学の可能性』ナカニシヤ出版、を参照。

3-2 学習性無力感

説明スタイルの違いから謎を解く

失敗や挫折は、少なくとも一時的にはすべての人を無気力な状態にする。打ちひしがれ、将来の見通しは暗く、何もする気になれない。しかし、ほんの数時間でこの無気力状態から立ち直る人もいれば、何週間も、あるいは何ヶ月もこのままの状態の人もいる。こうした違いは何に由来するのであろうか。ここでは、説明スタイルの違いからその謎を解いていく。

■学習性無力感の実験

心理学者のセリグマン[1]は、犬に電気ショックを与える際に、犬が頭を動かしてパネルを押すと電気ショックが切れる逃避可能群と、電気ショックを受ける長さが逃避可能群の犬に依存しており、自らで電気ショックを止めることができない逃避不可能群に分けた。次に、10秒間の信号の後、床から電気ショックが流れてくるのだが、犬の肩くらいの高さの壁を飛び越えて隣室へ逃避すれば、電気ショックを受けずにすむという回避学習課題を行なった。そうしたところ、先に自分で電気ショックを止めるこ

[1]「3-1 ポジティブ心理学とは」の注1参照。
Seligman, M. E. P. (1975) *Helplessness: On depression, development and death.* Freeman.［平井久・木村駿（監訳）(1985)『うつ病の行動学――学習性絶望感とは何か』誠信書房］

とができた逃避可能群の犬は、すぐさま信号があれば隣室へ逃避することを学習したが、自らで電気ショックを止めることができないという経験をした逃避不可能群の犬は、隣室へ逃避しようとせずに、いつまでもじっとうずくまり、電気ショックを浴び続けていた。

セリグマンは、電気ショックを回避することが可能な状態になったにもかかわらず、逃避不可能群の犬が自分から行動をせずに無気力になったのは、自らの行動ではその事態が対処不可能であることを学習したからであると考えた。このように、対処不可能な課題を動物や人に課すと、解決へのあらゆる努力が功を奏さないので、「何をしても無駄だ」という無力感が学習され、今直面している課題に対してばかりでなく、後に容易に解決できる課題が与えられても、それを解決しようとしなくなる現象のことを**学習性無力感**という。

学習性無力感の考えに従うと、無気力状態になって何も自分から行動しなくなっている人は、もともと無気力だったわけではなく、セリグマンの犬と同様に、過去に自分の努力がなんら結果に結びつかない経験をしたためであるということになる。

■無気力状態に陥りやすい人とそうでない人

学習性無力感の実験は、しだいに動物から人間に軸足を移していった。ところが、人間を対象にした学習性無力感に関する実験では、学習性無力感への陥りやすさに個人差が見られることが明らかになった。先ほどの犬を使った実験に似た内容の実験（実験参加者をある部屋に連れて行き、そこで大音響をならす。複雑なボタンを正しい組合せで押すと音を止めることができる逃避可能群と、どんな組合せでボタンを押しても音が止まらない逃避不可能群に分け、回避学習課題を行なう）を人間に課すと、3人に1人は無気力状態にならないことがわかったのである。それ以降のセリグマンの興味は、「誰が簡単にあきらめ、誰が決してあきらめないのか？　そしてそれはなぜだろう」ということに移っていった。

■説明スタイル

同じような状況におかれても、無気力状態になる人もいれば、そうならない人もいる。無気力状態になった人のなかにも、すぐにもとの状態に戻る人もいれば、ずっと回復しない人もいる。これはなぜであろうか。

この違いは、セリグマンによると、自分に起こった出来事をどのように自分に習慣的に説明するのかという**説明スタイル**の違いによるものだという。

たとえば「友だちがあなたを傷つけるようなことを言う」という状況について、自分はどう考えるかを想像してみよう。次の2つの選択肢のなかから選んでいただきたい。

A 「友だちはいつも他人を傷つけることを平気で言う。」

B「友だちは虫の居所が悪くて、たまたま私にあたったのだ。」

選択肢Aのように、起こってしまった悪い出来事を「いつも」とか「決して」ということばで考え、いつまでも続くと思っている人は、永続的な説明スタイルの人である。一方、選択肢Bのように「時々」とか「たまたま」ということばで考え、状況を限定し、悪いことは一過性の状態であると思っている人は、一時的な説明スタイルの人といえる。すぐにあきらめて無気力になりやすい人は、自分に起こった不幸は長く続くもので、いつまでも自分の人生に影響を与えるだろうと考えている。逆に無気力にならない人々は、不幸の原因は一時的なもので、長くは続かないと信じている。

もう一つ、「ある人をデートに誘ったが断られてしまう」という状況を想像してみよう。あなたは次の2つの、どちらの説明スタイルをとるだろうか。

A「私には身体的な魅力がないので、断られたのであろう。」

B「私には魅力を感じるものがまったくないので、誰を誘っても断られるだろう。」

普遍性とは、特定の理由によるものか、それとも全般的な理由によるものか、ということである。選択肢Bのように、自分の失敗に普遍的な説明をつける人は、ある1つの分野で挫折するとすべてをあきらめてしまい、無気力の一般化をもたらす。かたや選択肢Aのように、特定の説明をする人は、人生のその分野では無気力になるかもしれないが、他の分野ではしっかりと歩み続ける。

私たちが不幸な出来事を経験しても無気力状態にならず、希望をもっていけるかどうかは、説明スタイルの2つの側面、つまり、永続性と普遍性にかかってくる。不幸な出来事に一時的で特定の原因を見つけるのは希望のなせる技である。原因が一時的であると考えることによって、無気力状態を時間的に制限できるし、特定の原因によるものと思えば、無気力をその状況のときだけに限定できる。反対に、普遍的な原因だと思えば何をやってもダメだと思い、永続的な原因だとみなせばずっと将来にまで無気力状態は続き、現在の失敗を将来の新たな状況にまで持ち越すことになる。

悪い出来事を習慣的にどう説明するかといった説明スタイルは、私たちがこれまでに身につけた長年の習慣ではあるが、**認知療法**（あるいは**認知行動療法**[2]）を用いることで、変えることも可能である。無気力になりにくい説明スタイルを身につければ、人生によくある挫折に対してもっと肯定的に対処できるようになるし、大きな失敗から以前よりもずっと早く立ち直れるようになる。職場でも学校でもスポーツでも、もっと良い成績をあげられるようになり、長い目で見れば健康状態も良くなるのである。

[2]「3-15 認知療法」参照。

3-3 楽観主義

自分の将来を楽観的に考える

アメリカのある調査によると、4人に1人は自分のことを楽観的であると答えるそうである。楽観的な傾向には文化差が見られ、われわれ日本人は西洋人に比べると楽観的な傾向が弱いが、それでも程度の差はあれ、多くの人が楽観的な傾向をもっているといわれている。

■みんながもっている楽観主義

楽観主義というのは、将来自分には良いことが起こり、悪いことは起こらないと考える傾向のことである。基本的に、われわれは現実を超えて楽観的なものである。たとえば、皆さんは以下の項目に、どれだけあてはまると回答するだろうか。

・将来、自分はガンになる。
・将来、自分は交通事故に遭う。
・将来、自分は長生きをする。
・将来、自分は幸せな結婚生活を送る。

この項目は、筆者が行なった研究[1]で使用したものなのだが、多くの人は、悪い出来事（ガンになる、交通事故に遭うなど）は自分にはあまり起こらないとみなし、良い出来事（長生きをする、幸せな結婚生活を送るなど）は自分に起こると考えている。つまり、他の人はともかく、自分はきっとうまくいく、幸福になれると思っているのである。こうした楽観主義的な傾向をわれわれの多くがもっているという事実は、基本的に人間がポジティブな存在であることを示すものである。

[1] 外山美樹・櫻井茂男（2001）「日本人におけるポジティブ・イリュージョン現象」心理学研究 72, 329-335.

■楽観主義者とは

先ほど、われわれは基本的に楽観主義的な傾向を備えていると述べたが、当然そこには個人差が働く。つまり、他の人よりも楽観主義的な傾向が強い人もいれば、弱い人すなわち悲観主義的な傾向が強い人もいる。前者を**楽観主義者**、後者を**悲観主義者**という。楽観主義者は、物事をポジティブに考え、苦しい出来事のなかにも常にポジティブな面を見つけようとする。

ところで、楽観主義者は、なんとかなるだろうと自分の将来を楽観的に考えているだけで、幸運を期待し、単に指をくわえてぼんやりと待っているのではない。将来に良いことが起こるだろうと予測している楽観主義者は、当然、自分がこれから行なう行動の結果についても良い方向に期待する。たとえば、学期末のテストで良い点数をとるだろうとか、試合では良いプレーをするだろうとか、次のデートはうまくいくだろうといった具合に。

自分の行動がもたらす結果への期待は、やる気を引き出し、つまりは行動を引き起こす大きな原動力となるので、迎えるべく状況に対して前向きに挑戦することができる。困難に突き当たったときに、悲観主義者が目標から退き、不快な情動にこころを向けてしまいやすいのに比べて、楽観主義者は自分がその目標に到達する可能性が高いと信じているので、他人の助けを借りることを含め、障害を乗り越える方法をいくつか試し、実際に困難を乗り越えることが多い。

筆者が行なった研究[2]において、楽観主義者は他の人たちに比べて、猛烈に勉強する(勉強時間が長い)ことによって、高いパフォーマンスを収めることが示されている。このように楽観主義者は、先の良い結果を期待してただ単に幸運にたよっているのではなく、期待を高めることによってやる気を促し、目標達成場面に向かってふんだんな努力を行なう者なのである。

そうした意味において、楽観主義は動機づけや精神的健康にプラスの影響を与えるばかりか、身体的健康も促進することが多くの研究で確認されている。ポジティブ心理学を提唱したセリグマン[3]は、楽観主義者は健康状態が良く、感染症にかかりにくく、免疫力がある一方で、悲観主義者は無気力で希望を失いやすく、簡単にあきらめてしまうため、能力以下の成績や業績しかあげられないことを指摘し、「オプティミストは成功する」と述べている。

[2] 外山美樹 (2009)「学業達成に影響を及ぼす認知的方略――防衛的悲観主義と方略的楽観主義」日本心理学会第73回大会発表論文集 1026.

[3]「3-1 ポジティブ心理学とは」の注1参照。

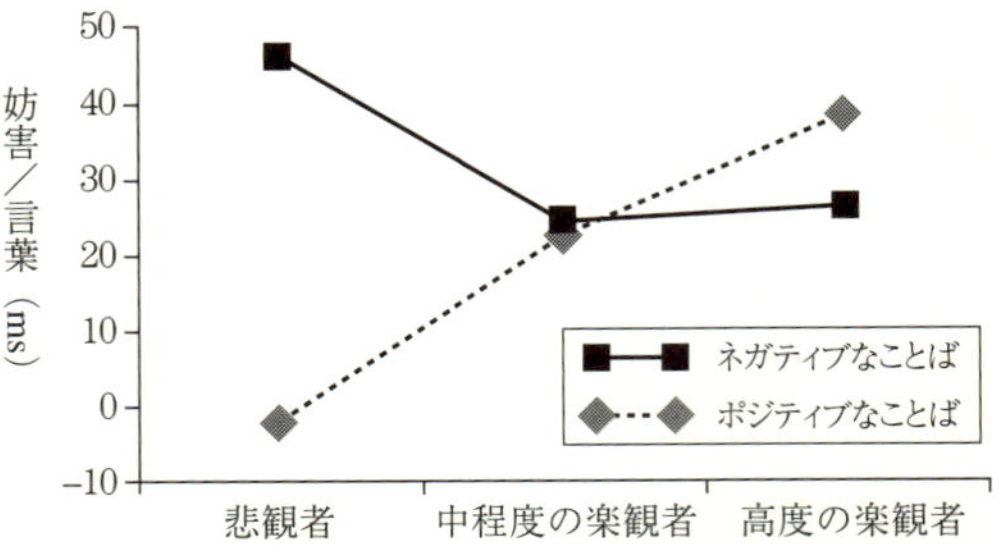

図3-2　楽観性の程度が異なる人たちが，ポジティブなことばとネガティブなことばにどのくらい注意しているのかの関係（Segerstrom, 2006; 島井, 2008）

■楽観主義者は非現実主義者？

楽観主義者は現実離れをした見方をしているのではないか、という批判がある。つまり、楽観主義者は良い面ばかりに目を奪われて、ネガティブな面を無視しているので、まわりを歪めてバラ色の世界ととらえているのではないか、という考えである。われわれが生きていくなかで、ネガティブで驚異的な側面に目を向けることは重要なことであり、仮に楽観主義者がそれを行なわないというのであれば、決して適応的であるとはいえないだろう。

この問題に対して、セガストローム[4]という心理学者は、興味深い実験を行なっている。セガストロームは、楽観性の程度によって3つのグループに分け、彼らがネガティブなことばとポジティブなことばにどのくらい注意を払っているのかを測定した（図3-2）。

その結果、予想通りに、悲観主義者はネガティブなことばに、楽観主義者はポジティブなことばにより注意を払っていたことがわかった。しかし、ここで最も興味深い

[4] Segerstrom, S. C. (2006) *Breaking Murphy's law: How optimists get what they want from life—and pessimists can too.* [島井哲志（監訳）、荒井まゆみ（訳）(2008)『幸せをよぶ法則——楽観性のポジティブ心理学』星和書店]

のは、高度の楽観主義者でさえも、ネガティブなことばに対してそこそこには注意を払っているということである。

一方、悲観主義者というのは、ポジティブなことばにはほとんど注意を払っておらず、ネガティブなことばにより多くの注意を払っているのがわかる。つまり、この実験からわかることは、現実離れしているのは、楽観主義者ではなく悲観主義者であるということになる。悲観主義者はネガティブなことに固執しすぎて、そこから離れられなくなってしまうので、たとえば過去に起こった失敗にいつまでも引きずられて、前に進むことが難しくなるのである。

■楽観主義はどのように形成されるのか

先に無力感が学習されるという話をしたが[5]、当然、楽観主義も学習される（**学習性オプティミズム**という）。ある場面でうまくやれたという成功を経験すると、それによって楽観主義を学習し、次の場面でもあきらめることなく挑戦するようになるのである。小さな頃から成功体験を多く積んだり、まわりから小さな成功であってもほめられ、努力するように励まされたりすると、楽観主義傾向は高くなるといわれている。

[5]「3-2　学習性無力感」参照。

3-4 悲観主義

ネガティブ思考のポジティブなパワー

大好きなケーキを食べてしまい、残り半分となってしまった。読者の皆さんは「あと半分しかない」と思うだろうか。それとも「まだ半分もある!」と思うだろうか。同じ事象であっても、前者のように物事を悪く考えることを**悲観主義**あるいは悲観的思考、後者のようにポジティブに考えることを**楽観主義**あるいは楽観的思考という。楽観主義が精神的健康や動機づけといったポジティブな結果につながることは、1つ前の「楽観主義」の項で紹介したが、それとはちょうど正反対に裏返した形で、悲観主義が精神的不健康やネガティブな結果に直結していることが、これまでの研究で示されている。

ところが近年、悲観主義者のなかにも、物事を「悪い方に考える」ことで成功している適応的な悲観者(**防衛的悲観主義者**という)の存在が明らかになっている。

■防衛的悲観主義とは

防衛的悲観主義とは、前にうまくいっているにもかかわらず、これから迎える状況に対して、最悪の事態を予想する認知的方略のことである。[1] プレゼンテーションの前には、「台詞を忘れて頭が真っ白になるのではないか」「聴衆が退屈して、途中で退室するのではないか」、果ては「コンピュータがフリーズして、パワーポイントが使えなくなるのではないか」「壇上に置かれた水がこぼれて資料が読めなくなるのではないか」などと、次から次へと不安事が襲ってくる。

しかし、この悲観的な思考はただの悲観的思考ではない。予想される最悪の事態を鮮明に思い浮かべることによって、対策を練ることができるのである。先ほどのプレゼンテーションの例でいうと、彼らは、何度も練習を繰り返すだろう。ときには来るべき質問を想定した回答例をつくるかもしれない。また、本番には自分の資料を2部用意し、コンピュータを2台用意することになるだろう。そして、本番を迎える頃にはその不安をコントロールし、立派な成果を収めるのである。

このように、防衛的悲観主義者は「前にもうまくいったし、今度もうまくいく」とは決して片づけない。悪い事態を予想することで不安になるが、そうした不安を逆に利用し、モチベーションを高め、悪い事態を避ける最大限の努力をすることで目標達成につなげているのである。

[1] いわゆる一般的（典型的）な悲観主義とは、過去の成功体験を否定しないことや成功場面における満足感が高いことなどから、その特徴を異にする。

■ポジティブ思考こそ唯一の美徳？

ところで、防衛的悲観主義の人が、こうした悲観的思考をやめたらどうなるであろうか。たとえば、これから重要な場面（試験、面接、試合など）を迎える防衛的悲観主義の人に「クヨクヨするな。ポジティブに考えよう！　きっとうまくいくよ」と勇気づけたとする。あるいは悲観的思考から離れさせるために、何か気晴らしをさせたとする。それでもこれまでと同じように、あるいはこれまで以上のパフォーマンスを成し遂げることができるだろうか。

答えは否である。防衛的悲観主義の人は楽観的になるとできが悪くなり、悲観的なままでいるときはできが良いのである（同様に、楽観主義の人に、これから起こる出来事を悪い方に想像し、洗いざらいのディティールを思い描くやり方をさせると、途端にパフォーマンスが下がる[2][3]）。成功するためには、積極的になることが大切である。しかし、防衛的悲観主義者のような不安特性の高い人が無理にポジティブに考えようとすると、裏目に出やすい。ポジティブ思考がいつも万能だという考え方は、明らかに間違っている。人はそれぞれ違うし、ある人に効くものも、ある人には効かないかもしれない。

もしあなたが防衛的悲観主義者であるならば、無理にポジティブになる必要などない。正々堂々（！）とネガティブ思考を続ければ良いのである。それでは、あなたは防衛的悲観主義の傾向が強いのだろうか、それとも楽観主義の傾向が強いのだろうか。次ページのテストでチェックしてみると良い。

［2］Norem, J. K. & Cantor, N.（1986）Defensive pessimism: Harnessing anxiety as motivation. *Journal of Personality and Social Psychology, 51*: 1208-1217.

［3］Spencer, S. M. & Norem, J. K.（1996）Reflection and distraction: Defensive pessimism, strategic optimism, and performance. *Personality and Social Psychology Bulletin, 22*: 354-365.

〈防衛的悲観主義テスト〉

①あなたがベストを尽くしたいと思う状況を，思い浮かべてください。
②仕事でも交友関係でも何でもいいので，目標を設定してください。
③その状況であなたがどういう準備をするかを考えてください。
④それぞれの答えが自分にあてはまるかどうかを，7段階で答えてください。

		まったくあてはまらない	あてはまらない	あまりあてはまらない	どちらでもない	ややあてはまる	あてはまる	とてもよくあてはまる
1	たぶんうまくいくと思っても，まずは最悪の事態を予測することが多い。	1	2	3	4	5	6	7
2	結果がどう出るか心配してしまう。	1	2	3	4	5	6	7
3	ありそうな結果を「すべて」じっくり考える	1	2	3	4	5	6	7
4	よく，思った通りにいかないのではないかと不安になる。	1	2	3	4	5	6	7
5	失敗しそうなことを想像するのに時間をかける。	1	2	3	4	5	6	7
6	物事が悪い方へ向かったときの気持ちを想像する。	1	2	3	4	5	6	7
7	もし失敗したら，それをどうカバーするか思い描くようにしている。	1	2	3	4	5	6	7
8	こういう状況で，自信過剰にならないように気をつけている。	1	2	3	4	5	6	7
9	こういう状況が迫っているとき，プランニングに時間をかける。	1	2	3	4	5	6	7
10	成功したときの気持ちを想像する。	1	2	3	4	5	6	7
11	こういう状況では，華々しく成功することより，ばかみたいに見えるかもしれない，と心配することがある。	1	2	3	4	5	6	7
12	失敗しそうなことについてよく考えることで，万全の準備ができる。	1	2	3	4	5	6	7

〈結果判断〉

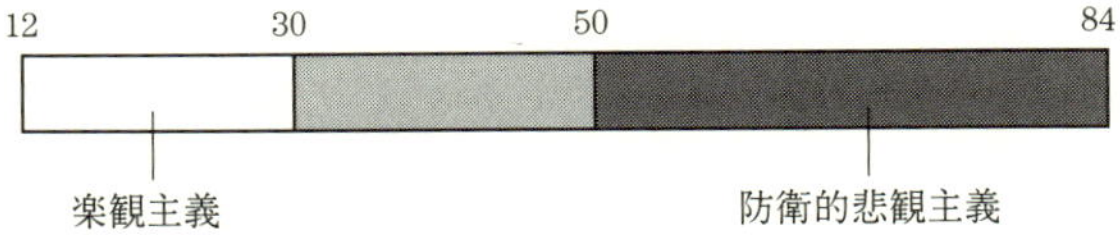

図3-3　防衛的悲観主義テストと結果判断 [4][5]

［4］ノレム、J・K／末宗みどり（訳）（2002）『ネガティブだからうまくいく』ダイヤモンド社

［5］スコアが高いほど、防衛的悲観主義が高いということになる。スコアが50以上なら、立派に防衛的悲観主義の人だといえる。もし30未満なら、あなたは楽観主義の人だといえるだろう。30から50未満の間なら、両方の認知的方略を使っているのかもしれない。もしくは、どちらも一貫して使っていないのかもしれない。

3-5 フロー経験

あなたには、何か夢中になるものがあるだろうか。仕事、勉強、運動、趣味……その対象は何でもいい。こうした夢中になる経験をもっているかどうかが、その人の精神的健康や充実した人生と深い関係をもっているらしい。ここでは、そうした夢中になる経験についてみていくことにしよう。

■夢中になる経験

「夢中になる経験」で筆者がいつも思い出すのが、高校時代に隣の席に座っていたY君のことである。Y君は人懐っこい性格で、誰とでも気軽に話す陽気な人物であった。ところが、数学を解いているときのY君はまるで別人のように、人を寄せ付けない雰囲気を醸し出すのである。実際、数学の問題を解いているときには、Y君にいくら話しかけても何も応えてくれない。Y君に話を聞いたところ、家に帰ってからも、数学の問題にとりかかるとあまりにも夢中になりすぎて、気がつくと朝だった（つまり、夜通し数学の問題を解いていた）ということがあるそうである。勉強においてそのような経験をしたことがない筆者には、それはもう信じられない驚きの出来事であったし、数学にこれほど夢中になれるY君がうらやましくもあったものである。

ところで、学校の勉強があまり好きではなかった筆者であったが、本（漫画の方が多かった！）を読むときにはY君と同じように時間を忘れて夢中になり、まわりからは「何かに取り付かれたように読んでいるね」とよくいわれたものである。

■夢中になるとは

「夢中になる」とは、時間を忘れて何かに熱中している状態のことであるが、心理学ではこうした状態のことを**フロー経験**[1]と呼んでいる。これは、夢中になっている状態を説明するに当たって、多くの人が、「流れ」（flow）に運ばれているような感じだったと報告しているからである。

何かに夢中になるとは、すなわちそこで行なっている活動に意識が集中していることにほかならない。そこでは、外部から自分自身をモニター（監視）するという意識が薄れてしまう。通常、われわれは何らかの行為をする場合には、それを自分自身でモニターすることで行為を管理している。しかし、夢中になっているときには、すべての意識は自分の行なっている活動に向けられてしまうために、注意の資源が不足して、自分自身の状態をモニターすることができず、自分の意識や注意がそこに溶け込んで、まるで流れているような感覚が生じるのである。そして、それに伴って時間経

［1］心理学者ミハイ・チクセントミハイが提唱した概念。「ゾーン」、「ピークエクスペリエンス」とも呼ばれる。
Csikszentmihalyi, Mihaly（1990）*Flow: The psychology of optimal experience*. New York: Harper and Row.［今村浩明（訳）（1996）『フロー体験　喜びの現象学』世界思想社］

過の感覚も正確でなくなる。

こうした夢中になる経験は、当然ではあるが、勉強や読書といった机の上に限ったものだけではない。たとえば、スポーツ選手は、夢中になってプレーに取り組んでいるときには、時間の感覚がなくなって、次にどうしようかと意識しなくても身体が勝手に動き、自分でも思いもかけないすばらしいプレーをすることがあるという。他にも、バイオリンに夢中になる人、ロックダンスに夢中になる人、手術に没頭する医師など、自分が我を忘れるほど打ち込める活動にはさまざまなものがある。

■夢中になる条件

夢中になる経験が生じるためには、いくつかの条件がある。まず1つ目は、その活動が自分にとって楽しいものであること、好きなものであることがあげられる。誰かに強制されたり、良い結果や成果を獲得するために取り組んだりするのではなく、その活動をすること自体を楽しむことができなくては、時間を忘れるほど夢中にはならないだろう。冒頭で紹介したY君は、スポーツにおいては決して夢中になる経験をしたことがないに違いない（Y君はスポーツが苦手であった）。

夢中になる経験が生じる条件の2つ目は、それが勉強であれ、スポーツであれ、レジャーであれ、自分の能力の限界に挑戦するような経験でなくてはならないということである。自分にとってあまりにも簡単に達成できるような活動であるならば、特に集中する必要もなく、退屈してしまうだろう。逆に、自分の能力をはるかに超えた難しい課題であるならば、自分には到底できそうもないと初めから挑戦しないかもしれないし、やっていても失敗続きであれば集中するどころではないだろう。その課題を行なうために自分のなかで普段よりも少し努力を要するような課題に取り組んでいるとき、つまり自分の能力に適合したレベルで挑戦しているときに、最適な集中が生じ、夢中になれるのである。

■夢中になるとき

人は夢中になっているとき、その活動に対して高い集中力を示し、活動を楽しむと同時に、高いレベルの満足感、幸福感、状況のコントロール感、自尊感情の高まりなどを経験する。心理学の調査においても、フロー状態を経験している時間が長いほど、日常生活においても創造性やポジティブ感情などを経験することが多いことが示されている。また、フロー体験は単に日常生活におけるポジティブな経験というばかりではなく、日々の精神的健康を維持・促進していくための重要な指針となることがわかっている。言い方を換えると、われわれが精神的健康を維持・促進し、**ウェルビーイング**を実現していくためには、日々の生活のなかで、できるかぎり何らかの活動に夢中になることを経験していくことが重要なポイントとなるようである。

■夢中になる経験をするために

我を忘れて、あるいは時間を忘れて何かに熱中するためには、日々の活動に積極的に関わり、自分が取り組む活動に多くのエネルギーを注がなくてはならない。まずは何かに関わり、それに心的エネルギーを注いでみなければ、それが自分にとって夢中になれるものかどうかがわからないだろう。フロー状態を多く経験する人は、テレビ視聴、社交活動、生活維持活動といった、通常はそれほど重要とは思われない活動に対しても、積極的に関わり、楽しみ、将来に結びつく何かを感じながら生きているそうである。

読者のあなたも、これを機会に何か自分が夢中になれるものを探してみてはどうだろうか。フロー経験を多くもたらすものには、〝学習活動〟〝芸術文化活動〟〝スポーツ活動〟などがあげられている。これらの活動は、ある程度の能力を要求され、コミットメントも高く、経験に伴って集中度やコントロール感が高くなることが特徴である。

ところで、冒頭で紹介したY君は、現在地元で数学の教師をしている。生徒に教えることよりも自分が問題を解くことに夢中になっているのではないか、やや心配なところではあるが、毎日夢中になれる数学に囲まれて幸せな日々を送っているようである。このように、フロー経験は長期的に見ても、能力の発達を促進する経験であるとも考えられている。

3-6 目標

あなたは**目標**をもっているだろうか。それはどのような目標だろうか。目標をもっている人は、何だかいきいきと輝いており、充実した生活を送っているように見える。実際、目標をもって生きている人は、人生に対する満足感や幸福感が高いといわれている。また何よりも、目標をもってそれに向かって努力することが、意欲やモチベーションを高める効果をもつことがわかっている。

自分の未来を支えるのは、ある意味、目標であるといえるのかもしれない。強制収容所のような過酷な環境でも、希望を失わずに生き抜いた人は、何らかの目標をもっていたという。[1] 自分のなかに揺るがない目標をもっていると、どんな困難な状況のときにも希望を失わずに、前に進むことができるのだろう。逆に、何の目標ももっていないと、無為に時を過ごしがちで、生活に張りがなくなってしまう。

■目標を設定する

なぜ目標を設定することが、やる気を高めるために重要であるといわれるのだろう

[1] フランクル、V・E／霜山徳爾（訳）（1985）『夜と霧――ドイツ強制収容所の体験記録』新装版、みすず書房

か。まず目標を設定することで、現在の状態と理想とする目標との間のギャップを認識する。そのギャップが一種の緊張状態を生み出し、人はその緊張状態を解消しようとする方向、すなわち目標という方向に向かって動き出すと考えられている。

そして、目標は目指すべき方向性を明確にし、目標を達成するのに必要な努力の程度を調節することにつながる。たとえば営業マンが、「さぁ、今日も1日頑張るぞ！」と漠然と思うよりも、「今日は10件契約をとるぞ！」と目標を掲げる方が、それを達成するための具体的な計画や努力を促進させるだろう。その結果、目標達成したときには、達成感や喜びを感じ、さらなる目標達成に向けて動き出すことになる。

このように目標は、行動を方向づけ、努力を増加させ、行動を継続させるためのやる気を生み出し、ひいては成績や業績を高めると考えられている。

■効果的な目標設定

目標を設定することは大事なことであるが、目標設定それ自体が、すなわちその人のやる気を高めるのではない。自らが設定した目標を達成することによって、**自信**や**有能感**[2]が高まることによって、それがやる気につながるのである。当然、目標達成に失敗すれば、挫折感を味わい、自信や有能感が喪失し、やる気を高めるどころか、かえって低下させる可能性もある。そのため、どのような目標をどのように設定すれば良いのかが重要になってくる。以下に、効果的な目標設定の方法をいくつかあげてみ

[2] 有能感とは、環境を思い通りに変えたり操作したりできるという効力感のことであり、簡単に言うと、やればできるという感覚のことである。

る。

① **具体的で挑戦的な目標を設定する**

あいまいな目標、たとえば「できるだけたくさん勉強する」という目標よりも、具体的で明確な目標、たとえば「毎日1時間勉強する」という目標の方が良い。具体的で明確な目標を設定することは、目標に注意を集中させ、やる気を高めることになる。

また、自分の能力に合ったレベルで挑戦できる目標を設定することが重要である。自分の能力をはるかに超えた困難な目標ならば、不安を感じるし、何よりも目標達成できない可能性が高い。逆にあまりにもやさしい目標であるならば、退屈し、できたときの達成感が得られない。一生懸命に努力すればできるかもしれない挑戦的な目標を設定することによって、やる気が高まることになり、達成したときの喜びや満足感、ひいては有能感も最大となりやすい。

② **遂行目標ではなく、課題目標を設定する**

目標には、いろいろな分類の仕方があるが、その1つが遂行目標と課題目標の分類である。遂行目標というのは、「テストで良い成績をとる」とか「相手チームに勝利する」といったように、遂行の結果を重視した目標のことである。テストの順位や勝敗といった結果を重視した目標は、他者との比較を前提としているので、いくら自分（あるいは自分たち）が努力して頑張ったとしても、相手がそれを上回っていれば、当然達成できなくなってしまう。つまり、目標を達成することに対して自分自身でコントロールすることができないということになる。

一方の課題目標というのは、たとえば、「連立方程式が解けるようになる」とか「2段とびができるようになる」といったように、具体的な行動やスキルの向上を目標とするものである。ここでの目標は、他者との比較にかかわらず、自分が進歩したか、スキルが獲得できたか、といったように、自分の能力が拡大したかどうかに焦点があてられることになり、自分自身がコントロールできるという性質をもっている。そして、自分が努力し進歩したことそれ自体が有能感を高めることになり、仮に目標達成に失敗したとしても、自分のやるべき行動が明確なことから、目標達成に向けた努力が継続されることが期待できる。

③ 長期目標とそれに至る短期目標を設定する

どのようなささやかな目標にも、それを大きく支えるものや、より遠くの目標というものがある。たとえば「良い成績をとる」という目標を設定するのは、「良い大学に入る」というより遠い目標のためであり、さらにそれは「自分の夢である宇宙飛行士になる」という目標を支えるものである。時間軸から見た場合に、今の時点から見て、より遠くの目標のことを**長期目標**といい、近い目標のことを**短期目標**という。

長期にわたる目標を設定することは重要なことであるが、目標設定の期間が長くなると、途中で中だるみをし、やる気を維持し努力を続けることが難しくなる。そして、何よりも、目標達成の喜びを感じたり、有能感を高めたりする機会が減少することになる。

したがって、最終的な長期目標を達成するために必要な具体的な短期目標を、段階的に設定することが重要である。短期的な目標は、実現できる現実的な目標を設定することが望ましい。そうすることで、自信を積み重ねることができる。

そして大切なことは、現在取り組んでいる短期目標が、より遠くの長期目標である人生の目標とか夢に近づくための第一歩であることを意識することである。そうすることで、やる気を一時的に高めるだけでなく、そのやる気がいつまでも持続するものになっていく。今頑張っていることが未来の自分につながると信じることができれば、たとえその道のりが遠くとも希望を失わずに前に進むことができる。

3-7 自尊感情

自尊感情とは、自己に対する全体的な好意的評価であり、自分自身を基本的に価値あるものとしてとらえる感覚のことである。わかりやすくいうと、自分が好きだと思う気持ちであり、自己価値や自己尊重ともいう。あるがままの自己を受け入れ、自分自身の存在を価値あるものととらえることによって、人は積極的に意欲的に経験を積み重ね、満足感をもち、自己に対しても他者に対しても重要でありうる。このような意味において、自尊感情は精神的健康や適応の基盤をなすといわれている。

■井の中の蛙《かわず》効果

突然だが、皆さんは「鶏口《けいこう》となるも、牛後《ぎゅうご》となるなかれ」という格言をご存知だろうか。これは、一般的には、牛は鶏よりも秀でているという観念から、「優れた集団の後ろになるよりは、弱小集団でもトップになった方が良い」というたとえになる。

心理学でも、これと似た現象がある。それは「井の中の蛙効果」と呼ばれているが、個人の学業レベルをコントロール（統制）した場合、所属している学校の学業レベルは個人の自尊感情にネガティブな影響を与えるという現象のことである。少しわかりにくいので、具体的な例を交えながら説明していく。

ここに、AさんとBさんがいるとする（図3-4）。AさんとBさんは、高校入学直前まではほとんど同じ学業成績であった。ところが、Aさんは学業レベルの高い進学校に入学したのに対して、Bさんはたまたま高校受験で失敗してしまい、Aさんとは違った、学業レベルがそれほど高くはない高校に入学することになった。この時点では、Aさんの方が良かったように思えるだろう。

その後、この2人がどうなったのかというと、Aさんは、よくできる生徒ばかりの高校のなかで、優秀な友だちとの比較のために、日に日に自尊感情が低下してしまい、勉強に対する意欲を失い、最終的には悪い成績しか収めることができなかったのである。一方のBさんは、あまりできない生徒ばかりの高校のなかで、自分よりも学業レベルの低い生徒たちとの比較のために、自尊感情が高まり、その高まった自尊感情によって勉強に対する意欲が向上し、最終的にはAさんよりも高い成績を収めることになったのである。

それでは、一体なぜこのような不思議な現象が生じるのだろうか。それは、私たちがたった1人で社会から孤立して生きているわけではないからである。私たちはさまざまな社会的相互作用のなかで、有形無形な影響を受け、そしていろいろな人と比較をしながら、自分自身を評価、判断している。先ほど紹介した例の場合では、Aさん

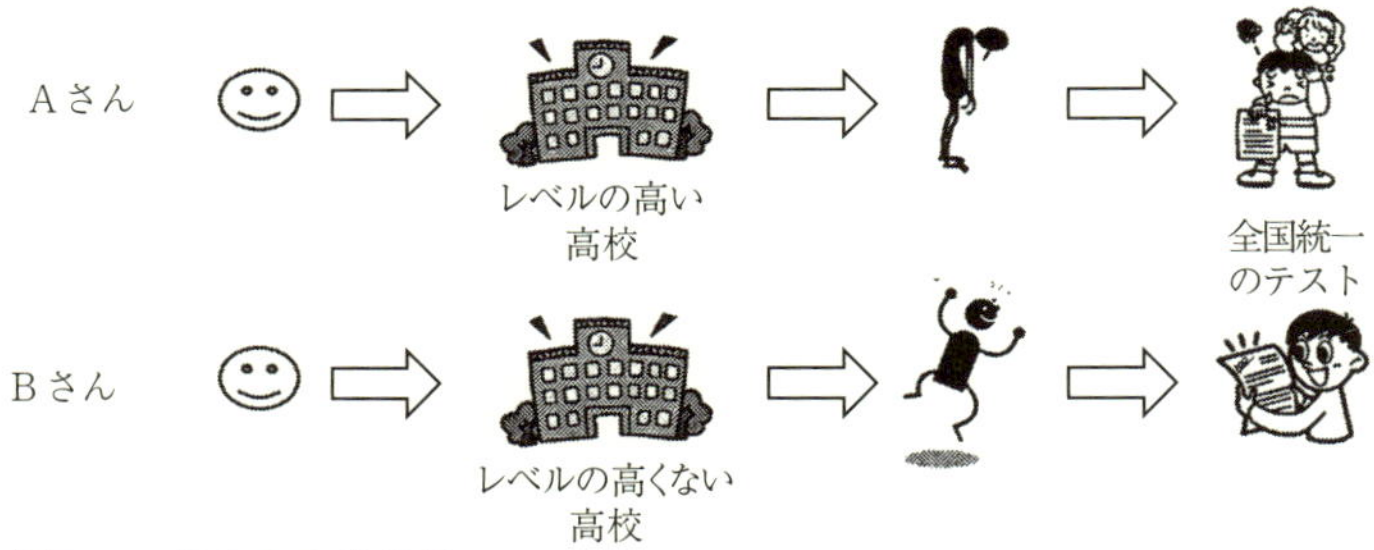

図3-4　井の中の蛙効果

にとってはまわりの優れた集団が、Bさんにとっては自分よりもできない集団が、自己評価の判断基準（**準拠枠**）となったため、Aさんは自尊感情を低めてしまい、逆にBさんの自尊感情は高揚し、その結果、その後の成績に影響を及ぼしたということである。こうした現象が強固に見られることが、心理学のさまざまな研究を通して確認されている。

■自己評価維持モデル

自己評価維持モデルとは、人間にはポジティブな自己評価や自尊感情を維持しようとする働きがあるとの基本的前提に立った考え方で、われわれの自己評価や自尊感情が、いかに周囲の他者との関係のなかで形づけられていくのかを示している。

このモデルでは、自尊感情に関わる要因として3つを取りあげている。1つ目が、自分と他者との**心理的距離**（近接性）で、2つ目がその領域における**自己関与度**（重要性）、そして3つ目が**他者の遂行レベル**である。そして、自己関与度の高い領域で心理的距離が近い他者が優れた遂行レベルを示すときに、最も自尊感情に影響を与える（脅威となる）と考える（図3-5）。

たとえば、同じサッカーをやっている親友が、サッカーの試合において優れた成績を収めたり、自分よりも良いプレーをしたりするときに、自尊感情がダ

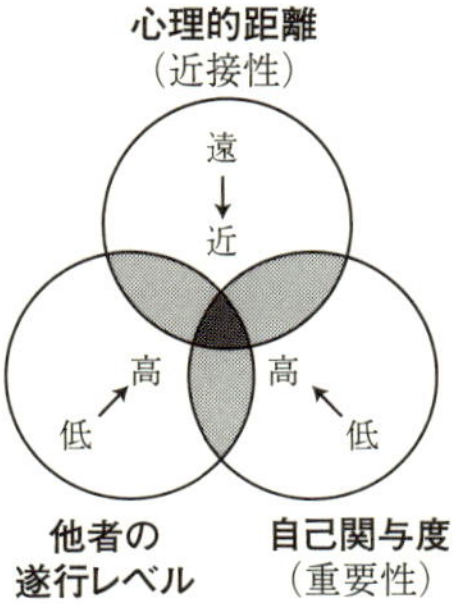

図3-5　自己評価維持モデル
（円の中心になればなるほど，
自尊感情がダメージを受ける。）

メージを受ける（自尊感情が低下する）ことになる。ところが、あまり知らない人の優れたプレーを目の当たりにしても、感心するだけだろうし、親友が違う競技（たとえば、野球）で優れた成績を収めても、自尊感情に脅威を与えるどころか、親友の優れたパフォーマンスを自分自身に結びつけて同一視を行なうことさえある（「**栄光浴**」ともいわれる）。

しかし自分にとって重要な領域においては、人は自分よりもパフォーマンスが劣る他者と比較することによって、自尊感情を維持あるいは高めようとする。そして、自尊感情が脅かされるような状況のとき、つまり、自己関与度の高い領域で心理的距離が近い他者が優れた遂行レベルを示すときには、他者の成功を実際よりも低く見積もったり、成功した他者との心理的距離を遠ざけたり、その領域の重要度を下げたりすることで、自尊感情が低下するのを防ごうとするのである。

■自尊感情のあやふやさ

「井の中の蛙効果」と「自己評価維持モデル」について見てきたが、これらのことから、自尊感情は何か客観的な物差しのようなものがあって、それに従って形成されるのではなく、まわりに大きな影響を受けて形成されやすいことがわかる。人は身近な他者の存在によって、自尊感情が高くなったり、低くなったりするものである。その他にも、ライフイベント（日常の出来事）によっても自尊感情は影響を受けやすい。嫌な出来事を経験したときには、自尊感情が低下しやすく、うれしい出来事を経験したときには、自尊感情が高まりやすい。

ところで、近年の心理学の研究では、自尊感情の高さが適応や精神的健康につながるという自尊感情の高低の次元だけでなく、**自尊感情の安定性**（あるいは変動性）という次元が個人の適応に関わってくることがわかっている。ここでいう自尊感情の安定性というのは、１日から１週間程度のごく短期間における、自尊感情の安定性のことである。

いくら自尊感情が高い人でも、短期間で自尊感情がコロコロと変動するような浮き沈みが激しい人は、適応的どころか逆にうつになりやすかったり、攻撃的であったりすることが実証されている。こういう人は、自尊感情は高いけれども非常にもろいので、他者からの評価的情報に過敏になり、過剰に反応する。そのため、自尊感情を脅かす不愉快な対人関係の局面において、強い怒りや敵意を示したり、ちょっとした挫折でこころが折れてしまったりするのである。

自尊感情が不安定な人は、他者や社会との関係のなかで自己情報を得ようとする傾向が強い。確固たる自己情報をもちえていないからであろう。そのため、他者からの「目」をどうとらえるかによって、自尊感情が変動しやすいのである。確固たる自己情報をもちえるかどうか、それは個人の信念にも関わってくる。

3-8 認知的複雑性

■石頭

頭が固くて柔軟な対応ができない人のことを石頭と言ったり、まじめすぎてかえって堅苦しい感じがする人のことを四角四面な人と言ったりする。日本では融通が利かない人を固いとか角ばっていると表現する傾向がある。英語では石頭な人を、hard head ということがある。日本語と発想が似ている。一方四角四面な人のことは stodgy と表現する。このことばには古くさいといった意味も含まれている。堅苦しい人は、どことなく古くさい考え方をする人というイメージは、われわれ日本人も少なからずもっているのではないだろうか。

■物事や自分を多面的に見る

石頭な人、四角四面な人は、物事を多面的に見る能力が劣っている。心理学的には、こういう人たちを**認知的複雑性**の低い人たちと表現する。認知的複雑性の低さは、安全確保を最優先とする職場ではマイナス面が多い。

原子力発電のプラントや化学工場では、一つ一つの手続きにきめ細かなマニュアルが存在する。こうしたマニュアルは、長い年月の間に複雑化するのが一般的である。こうした複雑な工程をすべてマニュアル通りに遂行することはなかなか骨の折れることだが、認知的複雑性の低い人は、こうした工程一つ一つを遵守する傾向がある。しかし一端事故やトラブルが起こると、いつも通りのマニュアルは通用しなくなる。こうなったとき、事態を多面的に観察する力に欠ける低複雑性者は、最適なトラブル対処法を見つけにくくなってしまう。

また、自分自身に向けられた認知的複雑さというのもある。リンヴァイル[1]は、これを**自己複雑性**と呼んでいる。自分自身を多面的に見られるということは、精神衛生面に有効だとされている。たとえば何か失敗をしたときの落ち込み度が違う。自分自身を多面的に見られる人は、失敗を経験しても、別の自分がその失敗を精神面で穴埋めしてくれる。社内ではまじめな堅物で通っている人が、実は週末になるとサーフボード片手に波乗りをしているといった例は決して少なくない。このような人たちは、会社という世界に自分のアイデンティティを限定するのではなく、趣味を通して自分の世界を広げ、精神面をコントロールしているのである。また会社以外の人たちと接するので、職場でのイライラを発散できることにもなる。

多面的に自分を見つめることができない人は、1つの失敗から「自分はダメな人間だ」のような、一面的で単純な解釈しかしない傾向がある。自己複雑性の低い人は、

[1] Linvill, P. W. (1985) Self-complexity and affective extremity: Don't put all your eggs in one cognitive basket, *Social Cognition*, *3*: 94-120.

こうした失敗経験による負の感情の経験が積もりやすく、これが悪循環化すると抑うつ状態になりやすいと言われている。これでは、職場の安全衛生の確保に黄色信号がともってしまう。

■認知的複雑性を高めるには

認知的複雑性は発達的に変化する。[2] したがって、経験量で複雑さがある程度決まる。見習いの単純な失敗を熟練工がいとも簡単に解決する理由の1つは、見習工では物事を別の角度から見直す視点がまだ出来上がっていないが、熟練工は経験に基づいて、物事をさまざまな角度から見られるからである。これは心理学的に見れば、状況を多面的にとらえられる認知的複雑性が、経験とともに発達したからだと言い直すことができるだろう。

自己概念の複雑化も経験による。なかでも、相手が自分をどう見ているかを観察することが有効である。**鏡映的自己**ということばがある。人は他者という鏡を通して自分を理解してゆくというクーリーのことばである。[3] あなたは石頭だと言われたら、まずいったんその事実を受け入れてみることが大切かもしれない。そのうえで、石頭ではない自己の側面を探せば良い。それを繰り返しているうちに、自分でも気づかなかった自分が見えてくるとすると、それはまさに自己複雑性が発達しているといえる。

[2] 坂元章（1988）「認知的複雑性と社会的適応――分化性と統合性による認知システムの類型化の試み」心理学評論 31: 480-507.

[3] Cooley, C. H.（1902）*Human nature and the social order*. Schocken Books.

■認知的欲求

人間には、物事の複雑さを求める欲求がある。これを**認知的欲求**という。認知的欲求が高い人は、単純な課題よりも複雑な課題に興味を示したり、課題が困難になるほど課題解決に向けるモチベーションが高まる傾向がある。認知的欲求が高いということは、それだけ複雑な課題、困難な課題に取り組む経験が増えることになり、経験の積み重ねという点からも認知的複雑性を高める一因となる。認知的欲求の個人差を測定する心理尺度が開発されている。[4] 一度自分の認知的欲求度を測定してみるのもおもしろい。

[4] 神山貴弥・藤原武弘（1991）「認知的欲求尺度に関する基礎的研究」社会心理学研究 6: 184-192.

3-9

ネガティブ感情とポジティブ感情

私たちは、日常生活のなかで、喜んだり、うれしく感じることもあれば、逆に、不安な気持ちになったり、腹が立ったりするものである。不安、恐怖、怒り、悲しみといったネガティブ感情は、概して嫌なものである。できることならば、1日中ネガティブ感情を経験することなく、ハッピーな気持ちで過ごしたいものだと思う。

世間一般においても、**ネガティブ感情**は有害で、**ポジティブ感情**は有益であるとの見解が浸透している。しかし、ネガティブ感情にも、そしてもちろんポジティブ感情にも、それぞれの役割やパワーがある。むやみにネガティブ感情を恐れる必要はないし、ポジティブ感情にも落とし穴があることを無視してはいけない。ここでは、それぞれの感情がもつ役割についてみていくことにする。

■ネガティブ感情の役割

ネガティブ感情にも存在意義がある。たとえば、迎えるテストに対して不安になるから、人は勉強するのである。地震に対して恐怖を覚えるから、来るべき地震に備えるのである。怒りは、爆発的なエネルギーをもっているし、自己嫌悪に陥るからこそ、人は己を反省し、自己改善しようとするのであろう。こうしたネガティブ感情が一切なくなったらどうなるだろうか。人は決して生きてはいけないだろう。進化論的に見ても、ネガティブ感情の存在意義は大きい。

　また、機能の面から見るならば、一般的にネガティブ感情は、注意の範囲を狭め、局所的な認知や処理を高めるといわれている。つまり、悲しい、不安といったネガティブな感情を経験しているときには、1つの物事を深く細部まで思いめぐらす。当然ながら、ネガティブ感情が生じている状況というのは、物事がうまくいっていない状況である。そのようなときには、状況の検討を精密に行ない、うまくいっていない原因をつきとめ、改善策を講じなければ、さらに事態が悪化しかねない。ネガティブ感情が、事態の悪化を防ぎ、改善するための反応として起こっているというわけである。

　こうしたネガティブ感情の役割を知っておくだけで、ネガティブ感情の受け取り方が違ってくるのではないだろうか。いつもポジティブ感情でいないといけないとの思い込みは、かえって状況の把握を拒み、事態の悪化を招く可能性がある。ネガティブ感情のサインをうまく受けとめて、それをより適切な判断を行なうためのシグナルだととらえ、前向きにネガティブ感情に付き合っていきたいものである。

　ただし、あまりにも強いネガティブ感情や慢性的なネガティブ感情は避けるべきである。ネガティブ、ポジティブにかかわらず、感情の強度が強すぎると感情そのものに注意がとらわれてしまい、向かうべき状況に取り組めなくなってしまう。また、敵意や怒りなどのネガティブ感情を慢性的に抱くことは、心筋梗塞などの心臓血管系疾患を引き起こす要因になるし、持続的な悲しみや不安は、うつ病を誘発することになる。

そのようなときは、気晴らし[1]でもして、ネガティブ感情を軽減させる必要がある。また、ネガティブ感情を言語化することにより、そうしたインパクトを低減させることができる。精神分析療法、来談者中心カウンセリングなど、「語り療法」と総称される心理療法は、いずれもネガティブ感情に関する語りを通して自己変容を誘導する技法である。近年、「日記療法[2]」といって、1日のなかで感じた「嫌な場面」と「嫌な気持ち」を書き出すという作業を行なうことによって、ネガティブ感情を軽減させる治療法が広まっている。

[1]「3-11 気晴らし」参照。

[2]「3-12 自己開示」参照。

■ポジティブ感情の役割

ポジティブな感情は、免疫力、抵抗力を高め、疾病の治療だけでなく予防にもつながることが明らかになっている[3]。さらに、ポジティブ感情は、思考と行動レパートリーの一時的拡張を生み出す。人は幸せなとき、まわりがバラ色に見え、自由で自在な発想がポンポン湧いて出てくるような感覚に襲われる。ポジティブ感情下ではドー

[3]「3-10 笑い」参照。

パミンが分泌されるらしいが、そのドーパミンが認知的創造性──独創的な思考パターン、柔軟性のある包括的な考え方──に関係するようである。そして、この思考と行動レパートリーの広がりの結果として、次に、身体的、知的、社会的な意味でのさまざまな個人資源が継続的に形成されることになる。それが、さらに思考と行動レパートリーを広げる……、というようにらせん的な変化を生み出し、成長させるのである。

また、ポジティブ感情は、他者への援助的・社会的な行動を促進する。ポジティブ感情は、より周囲に目を向けたり、他者との関わりを増やすといった、他者の方向に注意を向ける社会的な働きをもっているのではないかといわれている（ちなみに、ネガティブ感情下では自己に注意が向きやすい）。

さらに、ポジティブ感情が、われわれの幸せや幸福感、ウェルビーイングと関連していると指摘されているのも、ポジティブ感情がもつ社会的な機能と無関係ではない。たとえば、心理学の実験で、1日に1回以上、まわりの人が喜ぶこと（親切行動）をするという目標を設定し、これを1週間継続させたところ、実験から1ヶ月後の幸福感が高まることが示された。他者への親切行動を通して、うれしい、感謝というポジティブ感情を多く経験することが、幸福感を促進することにもつながるのである。

一方、ポジティブ感情は良いことばかりではない。たとえば、ポジティブ感情は、楽観的なリスク認知を引き起こすことがわかっている。楽しい、幸せといったポジティブな感情状態のときは、よく考えたうえで判断するという認知処理が行なわれにくく、簡単な手がかり、たとえばそのときの感情にまかせて判断するという認知処理が行なわれやすくなる。なぜなら、人がポジティブな感情状態にあるとき、今現在の状況が好ましい状況にあり、リスクや検討すべき課題のハードルが低いので、細かなことまで考えずに大雑把にとらえる傾向があるからである。こうした状態のとき、重大な決定を下すのは、極めて危険である。

■感情をうまく利用する

ネガティブ感情もポジティブ感情も、人生をいきいきと生きるにあたって不可欠なものである。こころを健康に保つということは、ネガティブな感情を経験しないようにすることでは決してない。ネガティブ感情にもポジティブ感情と同様にその役割があるので、抱く感情に従って生きてみるのも悪くはない。感情に振り回される人生を送るよりは、感情を理解して、ある程度コントロールできる毎日を過ごした方が何倍も快適である。起こるべくして起こった感情にどう向き合うかが、こころを健康にするための鍵となる。

3-10

笑い

人は幸福だから笑うのではない

カズンズの『笑いと治癒力』[1]がベストセラーになって久しいが、近年では「笑い療法」が盛んに取りあげられるようになってきた。笑いが精神的健康や果ては身体的健康にまで効果があることが実証されるようになり、笑いへの関心が高まっている。

[1] カズンズ、N／松田銑（訳）（2001）『笑いと治癒力』岩波現代文庫、岩波書店

■笑いの効果

笑いが私たちの健康に良い影響を及ぼすことが科学的に実証されている。たとえば、楽しく笑うことにより、血液中のナチュラル・キラー細胞（がん細胞や細菌に感染した細胞を死滅させる「がん細胞の殺し屋」と呼ばれて有名な細胞である）が活性化し、自然治癒力、免疫力が強まる。ナチュラル・キラー細胞はストレスに敏感に反応して活性が低下するが、これが笑うことで上昇するためである。

また、モルヒネの数倍もの鎮痛作用のあるホルモン、ベーターエンドルフィンが笑いによって大量に分泌されることより、痛みを忘れることができる。たとえば、慢性的な痛みに悩まされ鎮静剤が手放せない重症のリウマチ患者に落語を1時間聞いても

らい、思いっきり笑った後にその効果を測定したところ、多くの患者の痛みが楽になり、その後3週間も鎮静剤が必要ないという劇的な効果が生じた（医学的な変化としては、炎症を悪化させる物質であるインターロイキン6やストレスホルモンのコルチゾールが低下した）[2]。ちなみに、このときに落語を披露したのは、「笑点」でおなじみの林家木久蔵師匠である。リウマチ患者に落語が効くことを聞かされた木久蔵師匠は、「笑いは病気にキクゾー」といい、さらに笑いを誘ったそうである。

笑いの効果は、他にも数多く報告されている。お腹の底から笑うと腹式呼吸になり、老廃物を身体の外へ排出し、血の巡りを良くするため、脳梗塞などのリスクも軽減するそうである。また、最近では、楽しく笑うことで糖尿病患者の血糖値が下がるということも明らかになり、話題を集めている。

そして、何よりも笑いの効果が大きいのは、ストレスに対してである。ストレスを感じると体の免疫力が下がるのと同じように、逆に笑っていれば免疫力はあがる。また、笑いは「内臓のジョギング」とも呼ばれているように、笑いでリラックスすると、自律神経の働きが安定し、血中酸素濃度も増加するため、ストレスを大幅に減少させることができる。笑いは、ストレスを解消させ、心身の免疫作用を強化する一番お金のかからない薬だといわれている。

笑いが精神的健康に欠かせないことは、ここで述べるまでもなく、皆さんが日々感じていることだろう。映画『パッチ・アダムス』[3]でも取りあげられたように、笑いは

[2] Yoshino, S., Fujimori, J. & Kohna, M. (1996) Effects of mirthful laughter on neuroendocrine and immune systems in patients with rheumatoid arthritis. *The Journal of Rheumatology, 23*: 793-794.

[3] 1998年。トム・シャドック監督、ロビン・ウィリアムズ主演。愛とユーモアを基礎において人に優しい医療を目指した実在の医師、ハンター・アダムスの半生を描いた映画。

QOL[4]（生活の質）を高める。笑うことにより脳波にアルファ波が多く現れるので、リラックスすることができる。その結果、集中力、記憶力が増し、仕事の能率もアップする。また、笑いはコミュニケーションを円滑にし、人間関係を豊かにする。コミュニケーションがうまくいくと、対人関係のストレスはかなり予防される。

このように、笑いの効果がさまざまな分野で確認されるようになってきており、多くの病院でも笑いの治療が取り入れられている。

[4]「2-5 QOL」参照。

■笑うから幸せ？——「幸福だから笑うのではない。笑うから幸福なのだ」

これは、フランスの哲学者であるアランが、物質欲、食欲、知識欲、名誉や名声、権威といった人間のあらゆる欲望とエゴの渦巻く現代人に、人生における真の幸福とは何かをまとめた『幸福論』[5]のなかで述べた名言である。一般的に私たちは、楽しいから、あるいは幸福だから笑うと考えている。しかし、なかにはアランのように、身体的反応（笑いや微笑みなど）が楽しさや幸福を感じる源になっていると考えている人もいるので、少しこのような考え方について紹介しよう。

アメリカの心理学者ウィリアム・ジェームズは、19世紀の終わりに歴史上有名な感情のモデル、**ジェームズ＝ランゲ説**を発表した（同じ時期にデンマークの心理学者カール・ランゲが同じような理論を提唱したので、両者の名前で呼ばれている[6]）。この理論を一言で説明すると、「人は楽しいから笑うのではなく、笑うから楽しい」とい

[5] アラン／串田孫一・中村雄二郎（訳）（1986）『幸福論』新装版、白水社

[6]「2-9 感情」参照。

うことになる。つまり、笑いに伴って生じる身体的反応（口を開けて笑う、笑い声を出すなど）が、その反応パターンに応じた感情経験（楽しい、幸せなど）を引き起こすという考え方である。

ジェームズ＝ランゲ説に近いものとして、**顔面フィードバック説**がある。これは、実際につくられた顔の筋肉の情報（たとえば、笑顔）が脳にフィードバックされることにより、「楽しい」「幸せだ」という感情が起こるという考え方である。笑顔に似た表情を強制的につくると、感情もポジティブになることが心理学の実験でも示されている。

ジェームズ＝ランゲ説や顔面フィードバック説には反論もあり、感情の起源（因果関係）については、現在でも明確な答えが出ていない。しかし、「笑うと楽しく感じる」ということは、どうやら間違いないようである。たしかに、気分が滅入っているときに鏡を見てにっこり微笑むと、心なしか落ち込んだ気分が少しは晴れてきたように感じるし、それほどおもしろくない内容を人につられて笑っているうちに、本当におもしろくなってきたという経験は、誰もが持ち合わせているだろう。笑いが増えればしだいに気持ちが楽しくなり、それが続けば以前より幸せを感じられるようになるかもしれない。[7]

［7］ところで、生後9ヶ月になるわが娘を見ていると、1日中いつでもどこでも笑っている。それはもう満面の笑みをたたえて、顔全体、いや体全体で笑って喜んでいるのである。そうした娘を見るたびに、自分はこんなに笑うことはないなぁ～と反省するのだが、実際、1日300回以上笑う子どもに比べて、大人は十数回しか笑わないそうである。読者の皆さんも、些細な日常生活のなかに、笑いを意識的に取り入れてみたらどうだろうか。笑いはまわりに伝染するとも、乳児の笑顔が母親に似るともいわれている。筆者もせめて、娘の前では、いつでも笑っていたいものだと思っている。

3-11

気晴らし

気晴らしにもコツがいる

不快な気分を経験している際、他の活動によって不快な気分を紛らわす試みは、**気晴らし**と呼ばれる。日常生活において気晴らしは、非常によく経験されるものである。そのため、悩みを抱えている人に対して「ちょっと気晴らしでもしたら?」というように助言として与えられることも多い。

不快な気分を経験しているときに、不快な気分を引き起こしている問題（悩み）について考え込むことは、不快な気分の悪化と持続を招くとされる。気晴らしは、こうした不快な気分を早期に緩和し、続く問題状況にも効果的に対処することができる適応的な対処方略とされている。

■気晴らしとは

気晴らしとは、他のことを考える、または何かの活動に従事することにより、問題（悩み）から注意をそらすことである。問題（悩み）のことを単に考えないようにする思考抑制では、かえってその思考が活性化し、意識に浮かぶ頻度が上昇することになる。われわれは「考えてはダメ！」と思うと、余計に考えてしまう生き物である。気晴らしは、こうした思考抑制とは異なり、注意をそらすという注意移行対象をもつため、より効果的に問題（悩み）から注意をそらすことができるのである。

気晴らしとなるもの（気晴らし対象）にはさまざまなものがあるが、大きく分けると「認知レベルの気晴らし」と「行動レベルの気晴らし」の2つに分類される。

認知レベルの気晴らしとは、楽しい計画について考えることや、楽しいイメージを思い浮かべることなど、思考や記憶、イメージなどを活用するものである。一方、行動レベルの気晴らしとは、友人との会話や軽い運動など、表出される身体的な運動や活動を伴うものである。

また、気晴らし対象の具体的な特徴からの分類としては、表3-1に示したように、消極的、受動的、衝動的、否定的、そして活動的の5つに分類される。[1] この表を見ると、多くの日常的な活動が気晴らし対象になることがわかる。

■効果的な気晴らし

気晴らしには、ポジティブな効果が認められる一方で、使い方を誤るといつまでも気晴らしをやめることができないといった気晴らしへの依存や、気晴らししたことでさらに不快な気分が強まるといったネガティブな側面もある。そこで、どのように気晴らしが行なわれると効果的になるのかをいくつかあげてみる。

[1] 及川恵（2003）「気晴らしの情動調節プロセス――効果的な活用に向けて」教育心理学研究 51: 443-456.

表3-1　具体的特徴による気晴らしの分類（及川, 2003）

分類	具体例
消費的	飲食，買い物，喫煙，賭け事など
受動的	テレビを観る，空想する，睡眠，読書など
衝動的	高速での車の運転，薬物の使用など
否定的	悩みと類似する思考，他の気がかりなど
活動的	スポーツ，散歩，友人との会話，趣味など

① 前向きな目的をもって気晴らしをする

気晴らしには、何らかの目的があると考えられるが、その目的によって気晴らしが効果的なものとなるか、あるいは逆効果となるかが異なる。当然、単に嫌な気分から逃げるために気晴らしを行ない、問題（悩み）に決して向き合おうとしないのでは（実際には気晴らしではなく逃避なのだが）、気晴らしの効果は得られない。あるいは、短期的には効果的でも、長期的に見ると悪影響が大きいだろう。一方、いったん問題（悩み）から離れることによって、その問題に向かう活力を取り戻そうとしたり、自分の考えをまとめたりするために行なう明確な目的をもった前向きな気晴らしは、不快な気分を和らげることにも、考えをまとめることにも有効である。

② 気晴らしに集中する

「気晴らしに集中する」という言い方は、一見おかしく聞こえるが、気晴らしを行なっている際に、問題（悩み）が頭から離れずに気晴らしとなっていないのでは、まったく意味がない。気晴らし中に悩みのことが忘れられない場合、気分の切り換えができずに不快な気分が強まる。気分が晴れないことによってさらに気分を変える必要性が高まり、非効果的にもかかわらず気晴らしを続けてしまう。つまり、気晴らしへの依存が強まるという悪循環に陥ることになるのである。

そこで、気晴らしの際にいかに気晴らしに集中できるかが鍵となるが、そのため、気晴らし対象が多くの注意容量を要するものでなくてはならないということになる。ある人にとっては、休息をとる、音楽を聴くといった受動的内容でも十分な気晴らしとなるが、別のある人には、こうした比較的活動量の少ない気晴らしは効果的な気晴らしとならず、運動をする、友人と話すといった多くの努力を要する気晴らしが効果的なこともあるだろう。自分に合った気晴らしを見つける必要がある。[2] また、気晴らしを行なう際には、始めに時間設定や目標設定を行なうことも有効である。

③ 気晴らしをする状況を見極める

先に述べた①、②を満たした気晴らしであっても、特定の気晴らしが常に効果的に働くとは限らない。たとえば、テストや発表などが控えている課題解決場面のように、やるべき課題が迫っている場合には、気晴らしは不適応的となる場合が多い。一方、うつ気分が生じたときには、その初期段階、つまりうつの症状の1つである考え込みが深まる前に、気晴らしを行なうことが非常に有効であることがわかっている。

その時点で気晴らしを行なうことによる影響、とりわけ長期的影響を考慮し、気晴らしを用いるタイミングを調節することが重要である。

以上、気晴らしを効果的に行なうための観点をいくつか提示した。このように考えるならば、気晴らしを効果的に活用するのは、案外難しい。

[2] 一方で、気晴らし対象に伴う代償（リスクやコスト）や報酬（楽しみ）も考慮する必要がある。いくら問題（悩み）から注意をそらすためとはいえ、危険な運転や薬物の使用、飲酒など、衝動的で代償を伴う気晴らしは逆効果である。反対に、あまりに没頭しすぎるような報酬や楽しみが伴う気晴らしでは、戻るべき問題（悩み）に向き合えなくなり、気晴らしが気晴らしではなくなる。こうした視点にも考慮して気晴らし対象を選択する必要がある。

3-12

自己開示

こころをオープンにすると健康になる？

あなたは人に対してオープンだろうか。自分にとって重要な他者に、こころを開いて自分のことを見せることができるということは、こころや身体の健康にとって重要なことである。なぜなら、人に対してオープンにできるというのは、あるがままの自分を受け入れるという自己受容にほかならないからである。ここでは、こうしたこころをオープンにすることが及ぼす影響についてみていく。

■自己開示

自己の内面的世界を他者に知らせる行為は、心理学では**自己開示**と呼ばれる。[1] 社会的存在としての人間は、自分についてのさまざまな情報をお互いに自己開示することで互いを理解しあい、親密な関係を築いていく。自己開示は、他者との密接な相互作用の産物であり、親密な人間関係を築いていくうえで不可欠なものといえるだろう。

日常生活を振り返って考えてみても、われわれは自分の内面を正直にさらけだす相手を好む傾向にある。自分の内面を見せたがらない相手に対しては、こちらも一歩身

［1］榎本博明（1997）『自己開示の心理学的研究』北大路出版

構えてしまうようなところがあるだろう。心理学の実験においても、自身の個人情報を開示してくれる人ほど、その人に抱く好意度が高くなる傾向があることがわかっている。このように、自己開示は、他者に対して好意的な印象を与えたり、他者との結合を強めたりする効果をもっている。

しかし、自己開示は、誰にでも、またどのような内容でも開示すれば良いという単純な話ではない。同じ内容について、同じ量だけ自己開示したとしても、親密段階が異なれば、相手に与える影響が異なるからである。[2]

■自己開示のカタルシス効果

自己開示には、自分のこころの内にある不安や苦悩、怒りなどの感情や出来事をことばにして表現することによって、その苦痛が解消され、安堵感や安定感を得るという**カタルシス効果**がある。カウンセリングでは、カウンセラーがただひたすらクライエント（患者）の話を聴き、不満や鬱積したものを吐き出させるようにするだけで、クライエントが本来の落ち着きを取り戻すことがある。これがまさにカタルシス効果であるが、語る相手がカウンセラーではなく、自分がこころから信用し受けとめてくれる相手だったらなおさらのこと、カタルシス効果は高くなるだろう。

強いショックを引き起こす過度な情動体験（トラウマ）やストレスフルな出来事を経験した際、それを誰にも語らず、ずっとこころのどこかにしまい続け、発散、解消

[2] たとえば、初めて会ったよく知らない相手に対して、進路や恋愛関係といった深い領域の自己開示を行なっても、相手は好意を抱くどころか、逆にひいてしまうだろう。一方、相手が深い領域の自己開示をしているにもかかわらず、こちらが表面的な自己開示しかしなかったり、親密度が今まさに高まろうとしている段階において、同じく表面的な自己開示をしたりしていては、相手は不信感を抱くだろう。また、自己開示する相手のパーソナリティによっても、自己開示の内容は異なってくる。TPOをわきまえた自己開示をする必要がある。

できないままでいると、**ＰＴＳＤ（心的外傷後ストレス障害**[3]）や心身症、暴力や自殺といったさまざまな問題が現れる可能性がある。トラウマティックな経験そのものが心身の健康に影響を及ぼすのではなく、その経験によって生じた感情や思考を開示できない、あるいは抑えることが、心身の健康を悪化させるともいわれている。

■日記療法

皆さんは**日記**をつけているだろうか。実は日記や筆記が、心身を健康に保つのに効果がある。たとえば、トラウマティックな経験を1日15分間、4日連続で筆記してもらうという心理学の実験で、一時的に精神的な動揺や生理的な興奮が見られたものの、長期的に見ると、心身の健康に良い影響を与えるという結果が示されている。

ガン患者や重い疾患を抱えている患者を対象にした研究においても、日記療法を用いることによって、患者の医療利用率が減少し、身体症状も軽減し、疾患に対する対処もうまくいくという日記療法のポジティブな影響が確認されている。この日記療法に初めは乗り気でなかった人も、やってみてその効果に驚くことが多いという。

日記療法の目的は、単に感情を表出するだけではなく、それを**反芻**《はんすう》[4]することである。反芻することによって、出来事や経験に対する理解が増し、記憶も再編・統合される、以前に比べて評価が変化するといった**認知的再体制化**が生じる。事実、日記療法で特に効果のある人というのは、「気づいた」「理解した」「今わかった」というよう

[3] ＰＴＳＤとは、突然の衝撃的出来事（地震、事故、虐待、強姦など）を経験することによって、さまざまなストレス障害を引き起こす疾患のことである。

[4] 反芻とは、もともとある種の哺乳類が行なう食物の摂取方法のことで、一度咀嚼（そしゃく）し飲み下した食物を口の中に戻し、咀嚼しなおして再び飲みこむことである。この意味が転じて「何度も同じ事柄について考えを巡らせる」ことを反芻すると表現する。

な、「認知過程」のことばが多く使用されていたという。

ところで、最近は**ブログ**（ｗｅｂ上の公開日記）をやっている人が多い。ブログと通常の日記との大きな違いは、ブログでは「他者の目が入る」ことである。当然、ブロガーは、読み手を想定したうえで日記を書くことになる。そこで、自分の書いた文章がわかりにくくなっていないか、自分の意図したことが明確に伝わっているかなどを、ときには何度も推敲して書き直すことになる。これが先ほど述べた反芻、そして認知的再体制化につながる。

また、他者の視点から自分の日記の内容（つまり、自分の認知の仕方や思考、そのときの感情）を読み直すことになるので、自分の認知の歪み[5]に気づきやすくなる。人は、自身の誤りには気づきにくいが、他人の誤りには気づきやすいものである。認知療法では、自分の認知の歪みに気づくことがまず重要になるが、ブログではそれをより可能にする。

日記の良いところは、後で振りかえりができることであろう。振り返ることで、当時は気づかなかった自分の認知の歪みなどに気づくかもしれないし、自分の成長の足跡をたどることができるかもしれない。日記は紙と鉛筆さえあれば、誰でも、そしてどこでもでき、手軽で費用がかからない方法である。皆さんもこれを機会に日記を始めてはどうだろうか。普段の日常的な感情経験を習慣的継続的に筆記することによって、日々の葛藤やストレスをその都度解消していくことができるかもしれない。

[5]「3-15 認知療法」参照。

3-13 アサーション

自己表現によってよりよい人間関係を築く

あなたは、自分の意見をはっきりと言うことができるだろうか。友だちに嫌な頼まれごとをされたとき、きっぱりと断ることができるだろうか。そして、何かトラブルが起こったとき、感情的にならずに冷静に話し合うことができるだろうか。

自分の思いばかりを言い過ぎたために「言わなければ良かった」と後味の悪い思いをしたり、反対に不本意に自分を押し殺してしまい「ちゃんと言っておけば良かった」と後悔したりすることは、誰にもでも思い当たることである。ここでは、相手も自分も大切にする人間関係を築く自己表現とはどのようなものなのかを見ていく。

■3つのタイプの自己表現

あなたがレストランに行ったときのことである。あなたが注文していない、しかもあなたの嫌いなメニューをウエイトレスが間違って運んできたとき、あなたはどうするだろうか？

A　怒って注文通りでないことを言い、自分が頼んだメニューを要求する。「二度とこの店には来ない！」と言い放つ。

B　「違うものを注文したのに……。これ嫌いなのに……。」と思うが、ウエイトレスには何も言わずに、我慢して食べる。

C　自分が注文していないメニューがきてしまったことを冷静に伝え、自分が注文したメニューと取り換えてほしいことを丁寧にはっきりと頼む。

一般に、自己表現のやり方は、3つのタイプに分類される（図3‐6）。

1つ目が**攻撃的な自己表現**で、右の例でいうとAにあたる。このタイプの自己表現は、相手の気持ちに配慮せずに、自分のことだけを考えて、自分の意見や考えを表現するものである。特に、何らかのトラブルが発生すると、怒りの感情をそのまま相手にぶつけることになる。自分の意見や考え、気持ちをはっきりと表現するが、相手の意見や気持ちは考慮していないので、相手に自分の気持ちを押し付けることになり、相手は不快な思いをする。また、自分の意向は通ったとしても、押し付けがましさのために、本人も後味の悪い思いをすることになる。

2つ目は**非主張的な自己表現**で、右の例ではBになる。これは、常に相手のことを優先し、自分のことを後回しにするため、自分の気持ちや考え、意見を率直に表現しないタイプになる。友人に嫌な頼まれごとをされても、はっきりと断れずに引き受けてしまうような人も、このタイプの自己表現となる。こうした自己表現は、一見すると相手を配慮しているようにも見えるが、自分の気持ちに素直ではなく、相手に対し

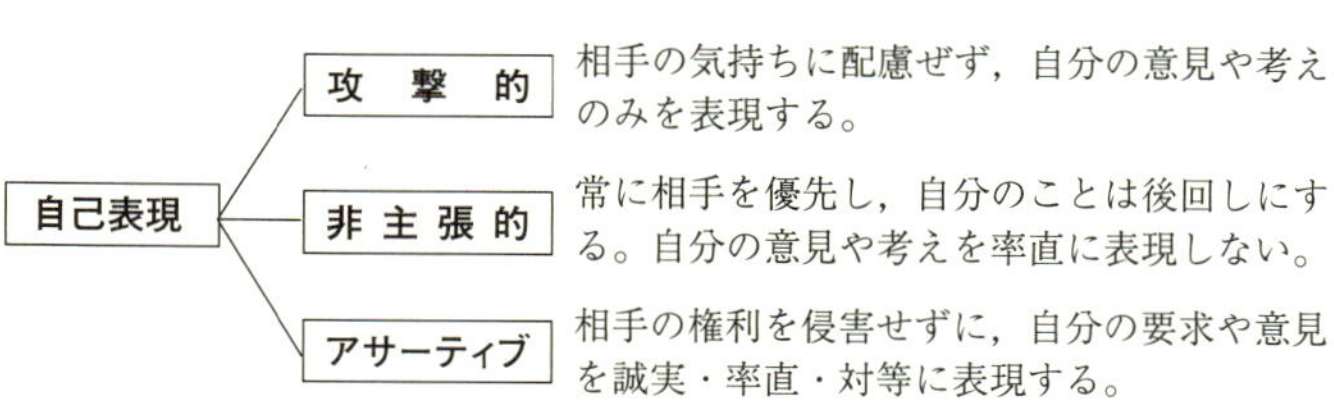

自己表現
攻撃的
相手の気持ちに配慮せず，自分の意見や考えのみを表現する。
非主張的
常に相手を優先し，自分のことは後回しにする。自分の意見や考えを率直に表現しない。
アサーティブ
相手の権利を侵害せずに，自分の要求や意見を誠実・率直・対等に表現する。

図3‐6　3つのタイプの自己表現

ても真摯に向き合っていない。また、自分の気持ちを抑え続けていると、しだいに不満がつのり、相手に対して「自分が譲歩してあげた」という恩着せがましい気持ちや、「人の気も知らないで」という恨みがましい気持ちが残ってしまう。こうなっては、良好な人間関係は築けなくなる。理想的な人間関係を築くためには、自分が思った気持ちを素直に伝えることも重要である。

そして3つ目が**アサーティブな自己表現**であり、先の例ではCにあたる。「アサーティブネス」(assertiveness)の日本語訳は「自己主張」であるが、アサーティブな自己表現とは、単に自分の意見を相手に押し通すことではない。自分の要求や意見を、相手の権利を侵害することなく、誠実に、率直に、そして対等に表現することである。お互いの意見や考えの食い違いが起こったときには、攻撃的に相手を打ち負かしたり、非主張的に相手に合わせたりするのではなく、お互いが歩み寄って一番良い妥協点を粘り強く探っていこうとする、自分も相手も大切にした自己表現となる。

■アサーティブになる第一歩

前向きで積極的な人間関係を構築するためには、相手と自分の両方を大切にしたコミュニケーションをとらなければならない。そのためには、相手を切り捨てるのでもなく、また、常に自分を後回しにするのでもなく、相手の話を聞きつつ自分の主張も忘れない、というコミュニケーションを意識する必要がある。

パーソナリティ（性格）はなかなか変えられないが、自己表現といったコミュニケーションの仕方は、訓練次第で変えることができる。そのためには、まず、自分の自己表現の特徴を理解することが必要となる。そして、自分の感情をコントロールしながら、適切な表現方法を取得するよう体験的な訓練（**ロールプレイング**という）をすることが必要である。それを通してアサーティブネス態度が身につくのである。最近では、学校や企業など、さまざまな場面でアサーション・トレーニングが行なわれている。

アサーション・トレーニングの詳細については他の本に譲ることにして[1]、ここでは、自分のアサーション度をチェックしてみよう。

[1] たとえば、平木典子（2000）『自己カウンセリングとアサーションのすすめ』金子書房

■アサーション度チェック

次の文章を読んで、いくつ自分にあてはまるか数えてみよう。あてはまるものが5個以上あれば、アサーション度は普通以上である（あくまで目安である）。

・友人が不当と思える要求をしてきたら、それを拒否できる。
・並んで待っているときに、誰かが前の方に割り込んだら、あなたはその人（あるいはお店の人など）に指摘することができる。
・長電話や長話のとき、自分から話を切り上げることができる。

・セールスマンがあまり良くない商品を見せて粘り始めたとき、断ることができる。
・レストランで注文したものとは違うものが出されたとき、お店の人にそのことを指摘し、交渉することができる。
・寄付を求められたとき、必要がなければ断ることができる。
・講義を聴いているとき、先生が間違ったことを言っていると思ったとき、それについて質問できる。
・自分の知らないことやわからないことがあったとき、そのことについて素直に尋ねることができる。
・議論をしていて自分が間違っていると思ったとき、それを認めることができる。
・人をほめるとき、素直にほめることができる。

3-14 ハーディネス

ストレスに強い性格とは

自分のまわりを見渡すと、どんなに厳しいストレス状況下にさらされようと、健康を保ち、そのなかで成長を遂げる人がいる一方、ちょっとしたストレスでもすぐにくじけてしまい、無気力になる人もいる。この違いは一体何であろうか。ここでは、ストレスに強い性格であるといわれている**ハーディネス**（hardiness）について見ていくことにする。

■ハーディネスとは

心理学者のコバサ[1]は、どんなストレス状況下におかれても健康状態を保つ人々が兼ね備えている性格を「ハーディネス」と呼んだ。そして、このハーディネスこそが、ストレスの多い環境にありながらも、能力や健康を維持し、建設的な考えや行動を可能にしてくれる、ストレスに対する抵抗資源となることを主張している。

ハーディネスは日本語に直すと「頑健さ」ということになるが、その語感からイメージされる硬さや我慢強さを示す概念ではなく、むしろ、ストレスに満ちた人生の変

[1] Kobasa, S.C.（1979）Stressful life events, personality, and health: An inquiry into hardiness. *Journal of Personality and Social Psychology, 37*: 1-11.

化に対し、弾力的に柔軟に対応することができる積極的なパーソナリティのことを意味する。

ハーディネスは、コミットメント（関わりあい）、コントロール（統制感）、チャレンジ（挑戦）の3つの要素から成り立っている（図3-7）。そして、この3つの要素に対する姿勢こそが、ストレスに満ちた変化を自分の強みに変えることができるようにしてくれるのだという。

■コミットメント

・楽しめる趣味をもっている。
・没頭できるものがある。

この質問に2つとも「はい」と答えた人は、**コミットメント**が高いといえよう。コミットメントとは、人生のさまざまな状況に対して、自ら積極的に関わる傾向のことである。コミットメントの姿勢が高い人は、自分が取り組んでいる状況（たとえば、勉強や仕事など）を重要で価値があり、自分の努力を注ぐに値するものであると見ている。また、コミットメントの姿勢が高い人は、さまざまな状況に積極的に関わっているので、たとえ何かの状況で失敗したとしても、別の状況がそのストレスを軽減してくれるクッションの働きを担っている。[2]

概して、充実感や幸福感が高い人というのは、人生のさまざまな状況に対して、自

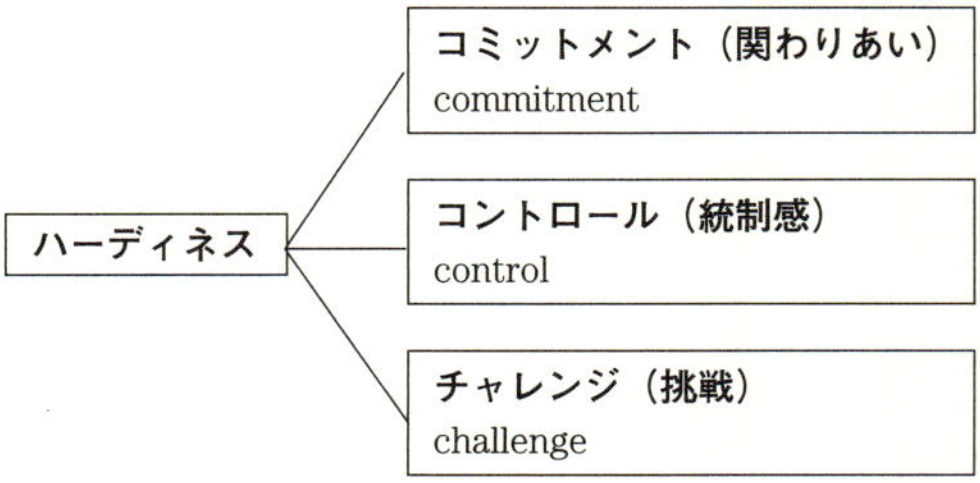

図3-7　ハーディネスの3つの要素
（頭文字をとって3Cと呼ばれる）

[2]「3-8　認知的複雑性」参照。

ら積極的に関わっているものである。言い方を換えると、周囲の人や出来事との関わりあいこそが、自分の人生に意味や充足感や幸福感をもたらすのである。

■コントロール

・幸せになれるかどうかは、自分の努力によって決まると思う。

・一生懸命やれば、自分の努力は報われると思う。

この質問に2つとも「はい」と答えた人は、**コントロール**の姿勢が高いといえよう。コントロールの姿勢とは、出来事や状況に対して自らの力が影響を与えていると信じ、行動する傾向のことである。コントロールの姿勢が高ければ、自分の周囲で起きている変化に対して、受け身的な無力感に沈み込むのではなく、よりプラスの結果をもたらすように、その状況に影響を与え続けようと努力する。この姿勢のおかげで、「今のストレスに満ちた変化は、自分の努力次第で有利な展開にもっていくことができる」という強い信念をもつことができる。その出来事や状況に貢献できるというコントロールの姿勢があれば、その対処に向けて自分自身を駆り立てることができ、たとえ逆境にあろうが、全力で対処にあたることを可能にしてくれる。

■チャレンジ

・つらい勉強や仕事でも、自分のためになるならば頑張れる。

・人生何が起きるのかわからないから、楽しい。

チャレンジとは、毎日の生活において安定よりも変化を好む傾向のことである。この2つの質問に「はい」と答えた人は、チャレンジの姿勢が強いことになる。チャレンジの姿勢が強ければ、ストレスに満ちた変化でさえも普通の生活の一部だと感じ、充実した人生に向けて新しい道を切り開くための1つの手段だとみなす。なぜならば、長期的に見ると、変化とは充実感や幸福感をもたらすスパイスのようなものであるからである。変化は、新たな自分を発見し、成長するために必要不可欠な刺激であり、人生の目的と意味をより豊かにする機会を与えてくれるものである。

チャレンジの姿勢が強ければ、どんなにストレスに満ちた変化のときでも、やる気を失わずに勇敢に立ち向かうことができる。とりわけ、失望や失敗から学び、その経験を次の状況に活かすことができる。失敗をも、いや、失敗こそが自分を成長させてくれる学びの機会だととらえているからである。つまり、チャレンジの姿勢が強い人というのは、ピンチをチャンスに変える能力が高い人であるといえよう。

■ストレスに対するとらえ方

以上、ハーディネスの3つの要素であるコミットメント、コントロール、そしてチャレンジについて見てきたが、ハーディネスが高い人と低い人の分かれ道は、ストレスを引き起こす状況に対するとらえ方（認知）の違いということになるだろう。ハーディネスの高い人は、ストレスに満ちた変化を自分の成長につながるチャンスととらえるため、決して困難にめげず、逃げず、経験から成長するのである。

ハーディネスの姿勢は、小さい頃の経験が大きく影響しているようである。幼少時代に多くのストレスに満ちた変化に対応していく過程で、その目的や方向性や意味を見出す機会を与えてあげる環境こそが、ハーディネスを強めるといわれている。

ただ、ハーディネスは意識的にトレーニングを積むことで、大人になってからも十分身につけることができるともいわれている。読者の皆さんも、ストレスに満ちた変化をただの脅威として受け取るのではなく、自分を成長させてくるチャンスだととらえるように、まずは常日頃心がけてみてはどうだろうか。そうした癖を少しずつでもつけることで、ストレスに対する対処能力が高まっていくのである。

3-15 認知療法

「考え方を変えれば幸せになれる」って、そんな簡単な話があるのだろうか。ところが案外、われわれのまわりの景色は、考え方次第で違って見えるものである。たとえば、同じ1時間でも、「もう1時間しかない」と考えるのと、「まだ1時間もある」と考えるのとでは、その1時間の使い道が変わってくるだろう。あなたが抱えるトラブルも、出来事をどうとらえているかといった考え方に起因しているのかもしれない。

■認知療法

認知（頭のなかに浮かぶ考えやイメージ）、感情、身体、そして行動は、常に相互作用しあっている（図3-8）。**認知療法**は、そのなかでも、特に「認知」に焦点をあてながら治療を進めていく心理療法である。[1] 同じ出来事を経験しても、その出来事の受けとめ方、つまり認知は人によって異なる。そしてこの認知によって、感情、身体、そして行動は大きく影響を受けることになる。

たとえば、「友だちにメールを送ったのに、いつまで経っても返信がこない」とい

[1] 現在では、同時に行動面に対してもアプローチを行なうので、**認知行動療法**と呼ばれることが多い。

う出来事を体験したとする。これに対し、Aさんは「友だちは私のことが嫌いなのだ。私は皆から嫌われている」と考えたとする（認知）。すると、不安や憂うつな感情に襲われ、胸がしめつけられるような身体的反応を経験し、その友だちと会うのを避けてしまう（行動）ことさえ起こりうる。ところが同じ出来事に対し、「友だちは忙しくて返信できなかったのだろう」とか、「たとえ1人の人に嫌われても、私には友だちがたくさんいる」と考えたBさんには、Aさんのような症状は現れないだろう。そこで認知療法では、不快な感情や身体的反応、不適応行動を引き起こすことになった歪んだ認知（不適応的な認知）に焦点をあて、それを柔軟性のあるもの（適応的な認知）に修正することによって、不快な感情や身体的反応、不適応行動の改善をはかるのである。

■歪んだ認知

不快な感情や身体的反応、不適応行動を引き起こす源となる歪んだ認知（マイナス思考とも呼ぶべきもの）には、次のようなものがある。

・**根拠のない決めつけ**　友だちがメールを返信しなかっただけで、「友だちが私を嫌いになった」と思うなど、根拠もないのにネガティブな推論を行なう。

・**選択的注意**　5人中4人から良い評価を得ているのに、1人からダメだと言われたとき、「自分は悪く思われている」というように、ポジティブな情報を無視し

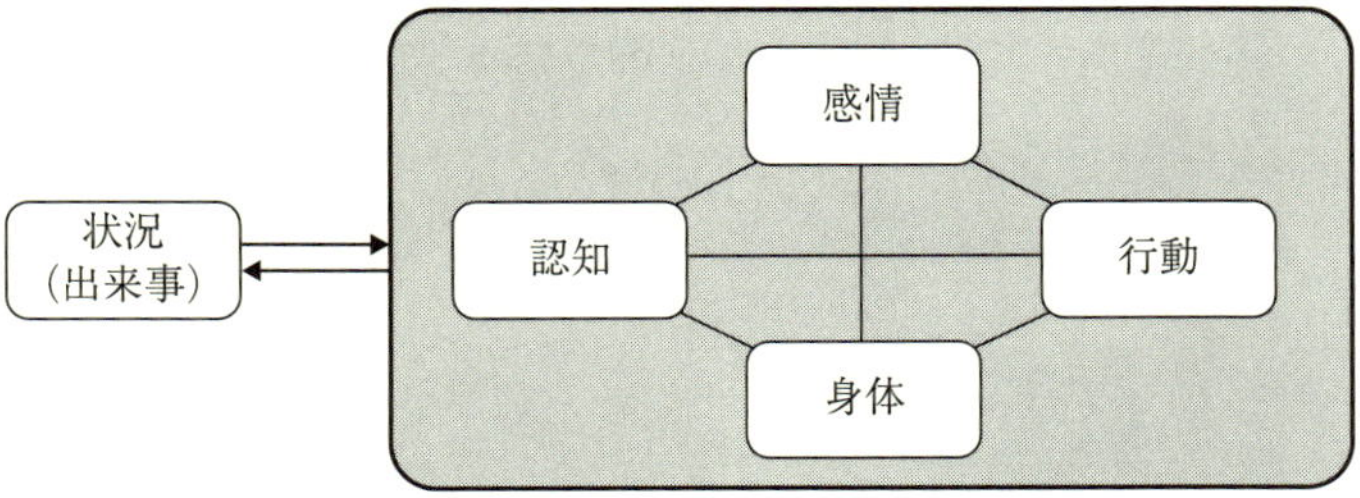

図3-8　認知モデル

て、些細なネガティブな情報ばかりに注目する。

・**過度の一般化**　ある教科で試験に失敗した学生が、他のすべての教科でも失敗し、落第すると思い込むように、わずかな経験から広範囲のことを結論づける。

・**二分法的／完全主義的思考**　「一度でも失敗したら人生終わりだ」のように、物事をすべて良いか悪いかのどちらかでしか考えられない。

・**べき思考**　「女性は料理が上手であるべきだ。だから私は女性失格だ」というように、「○○すべきである」あるいは「○○すべきでない」という不合理なルールを自分や他人に課してしまう。

・**自己関係づけ**　「もし私がタバコをやめるように忠告しておけば、彼は心臓発作で死ぬことはなかったのに」というように、物事を自分に関係づけて考える。

■認知療法の実際

認知療法では、状況を客観的にとらえ、自分を苦しめている認知のパターン（癖）を本人に認識してもらうところから始める。そして、こうした歪んだ認知に対し、反証や多面的解釈を生み出す手助けをする。[2]

その技法にはさまざまなものがあるが、たとえば、ある出来事に対するネガティブ思考をクライエント（患者）に記録してもらう**コラム法**という技法がある。さきほどの例でいうと、友だちにメールを送ったのに返信が戻ってこないという出来事に対し

[2] 自らが認知を修正することによって、苦しみの少ない方向に感情が変化したり、身体反応が軽減したり、より建設的な方向に行動できるようになったりすることを目指すのである。

て〝友だちは私のことが嫌いなのだ。私は皆から嫌われている〟という思考を書き出してもらう。それに対して、カウンセラーが一緒になって、そのように考えるのはなぜか（思考の根拠さがし）、誤解や思い込みはないのか、他の考え方ができるのではないかを紙に書いて修正を試みていく。

さらに、認知が変わることによって、感情や身体、行動は変わるということを本人が繰り返し経験することを通して、「自分の考え方を変えることによって、感情や行動をコントロールすることができる」ということを自覚できるように促していく。すなわち、認知療法とは、**セルフコントロール**の獲得をねらった治療法であるともいえるのである。

表3-2に歪んだ認知（マイナス思考）の例が載っているので、これを適応的な認知（ポジティブ思考）になるように考えてみよう。

表3-2　歪んだ思考の例

①「テストがある。勉強しなくてはいけないから嫌だな」
②「大きな失敗をした。恥ずかしい。もう何もかも終わりだ」
③「恋人に振られた。二度と恋人はできないだろう」

〈解答例〉

①「テストは知識を得るチャンスだ！」
②「失敗は成功の第一歩だ。失敗から学ぶこともたくさんある。それに一度失敗したからといって、すべてが終わるわけではない」
③「自分にはもっと似合う人がいるに違いない」

監修者紹介

海保博之（かいほ　ひろゆき）

1942年千葉県生まれ。東京教育大学教育学部大学院博士課程中退。博士（教育学）。

現在，東京成徳大学応用心理学部健康・スポーツ心理学科教授。

主な専門領域は，応用認知心理学。

主要著書に，『ワードマップ　安全・安心の心理学』（共著，新曜社，2007），『人はなぜ誤るのか』（福村出版，2006），『「ミス」をきっぱりなくす本』（成美堂出版，2005），『くたばれ，マニュアル！』（新曜社，2002），『ワードマップ　ヒューマン・エラー』（共著，新曜社，1996）など。

ワードマップ
ポジティブマインド
スポーツと健康，積極的な生き方の心理学

初版第1刷発行　2010年4月5日©

監修者　海保博之
著　者　中込四郎・石崎一記・外山美樹
発行者　塩浦　暲
発行所　株式会社新曜社
〒101-0051　東京都千代田区神田神保町2 - 10
電話（03）3264 - 4973・Fax（03）3239 - 2958
E-mail: info@shin-yo-sha.co.jp
http://www.shin-yo-sha.co.jp/

印刷　銀河
製本　イマヰ製本所
ISBN978-4-7885-1195-8　C1011

著者紹介（執筆順）

中込四郎（なかごみ　しろう）

1951年山梨県生まれ。東京教育大学大学院修士課程体育研究科修了。博士（体育科学）。

現在，筑波大学大学院人間総合科学研究科教授。

主な専門領域は，スポーツカウンセリング，スポーツ心理学。

主要著書・論文に，『スポーツ心理学』（共著，培風館，2007），『アスリートの心理臨床』（道和書院，2004），『スポーツ心理学の世界』（共著，福村出版，2000），『危機と人格形成』（道和書院，1993），「内界探索に方向づけられたメンタルトレーニングプログラムの検討」（『スポーツ心理学研究』，2006）など。

石崎一記（いしざき　かずき）

1958年埼玉県生まれ。筑波大学大学院博士課程心理学研究科中退。教育学修士（心理学）。

現在，東京成徳大学応用心理学部大学院心理学研究科教授。

主な専門領域は，発達心理学，環境教育学。

主要著書・論文に，『自然体験学習論』（共著，高文堂出版社，2006），『教室の動機づけの理論と実践』（共著，金子書房，1995），「援助的サマースクールの研究Ⅶ（その1）」（『東京成徳大学臨床心理学研究』第9号，2009）など。

外山美樹（とやま　みき）

1973年宮崎県生まれ。筑波大学大学院博士課程心理学研究科中退。博士（心理学）。

現在，筑波大学大学院人間総合科学研究科准教授。

主な専門領域は，教育心理学。

主要著書・論文に，『やさしい発達と学習』（共著，有斐閣，2010），「楽観主義」（『現代のエスプリ　ポジティブ心理学の展開』，2010），「小学生のポジティブ・イリュージョンは適応的か」（『心理学研究』79，2008），「ポジティブ・イリュージョンの功罪」（『教育心理学研究』54，2006）など。

人名索引

■や行

■ら・わ行

事項索引（太字は項目語）

■さ行

■た行

■な行

文　献（あいうえお順）

1.「スポーツ心理学」関連の文献（中込）

（1）スポーツ心理学全般

スポーツ心理学が扱う研究対象（事象）ならびに研究成果について，全般的な理解を深めるうえで参考となるテキストを列挙した。とくに，日本スポーツ心理学会が独自に出版した『スポーツ心理学事典』は，国内外で唯一の事典といえ，関連事項についてコンパクトに述べられている。

ジャーヴィス，M.／工藤和俊・平田智秋（訳）（2006）『スポーツ心理学入門』新曜社［Jarvis, M.（1999）*Sport psychology*.］

杉原隆・船越正康・工藤孝幾・中込四郎（2000）『スポーツ心理学の世界』福村出版

杉原隆（2003）『運動指導の心理学』大修館書店

竹中晃二（編）（1998）『健康スポーツの心理学』大修館書店

徳永幹雄（編）（2005）『教養としてのスポーツ心理学』大修館書店

中込四郎・山本裕二・伊藤豊彦（2007）『スポーツ心理学 ── からだ・運動と心の接点』培風館

日本スポーツ心理学会（編）（2004）『最新スポーツ心理学 ── その軌跡と展望』大修館書店

日本スポーツ心理学会（編）（2008）『スポーツ心理学事典』大修館書店

（2）メンタルトレーニング関連

翻訳本を含めると100冊近くが国内で出版されている。一般の人たちのスポーツ心理学への関心の多くはここにある。以下の両書はそのなかにあって，スポーツ選手がメンタルトレーニングとして経験する心理技法について具体的に著している。

中込四郎（編著）（1994）『メンタルトレーニングワークブック』道和書院

日本スポーツ心理学会（編）（2005）『スポーツメンタルトレーニング教本』（改定増補版）大修館書店

（3）スポーツカウンセリング関連

メンタルトレーニングをスポーツの「表・陽の当たる」側面とするなら，スポーツカウンセリングは「裏・影」と位置づけられる。ネガティブな問題理解からポジティブな生き方の手がかりも得られる。今のところ前者が研究・実践面で先行し，スポーツ選手の心理的問題について体系的に述べた図書は少ない。

中込四郎（2004）『アスリートの心理臨床 ── スポーツカウンセリング』道和書院

中込四郎（1993）『危機と人格形成 ── スポーツ競技者の同一性形成』道和書院
永島正紀（2002）『スポーツ少年のメンタルサポート ── 精神科医のカウンセリングノートから』講談社

2．「健康心理学」関連の文献（石崎）

（1）健康心理学全般

近年，健康心理学についての関心の高まりや研究領域の広がり，研究者の増加によって，多くの良書が出版されている。以下では，いずれも健康心理学の内容について網羅され，その全容が理解しやすいものを挙げる。

カーティス，A. ／外山紀子（訳）（2006）『健康心理学入門』新曜社［Curtis, A.（2000）*Health psychology*.］
島井哲志・長田久雄・小玉正博（編）（2009）『健康心理学・入門 ── 健康なこころ・身体・社会づくり』有斐閣アルマ
菅佐和子・十一元三・櫻庭繁（2008）『健康心理学　第2版』丸善
日本健康心理学会（2002）『健康心理学概論』実務教育出版
野口京子（2006）『新版　健康心理学』金子書房

（2）ストレス関連

ストレスと，ストレスマネジメントについては，もっとも研究が積み重ねられている分野の一つである。比較的入手しやすいものを中心に紹介する。

熊野宏昭（2007）『ストレスに負けない生活 ── 心・身体・脳のセルフケア』筑摩書房
小杉正太郎ほか（2002）『ストレス心理学 ── 個人差のプロセスとコーピング』川島書店
中野敬子（2005）『ストレス・マネジメント入門 ── 自己診断と対処法を学ぶ』金剛出版

（3）健康の増進や予防，回復や支援に関するもの

毎日の生活のなかで健康な心身を保つことに関係するもの，また，健康を損なった際の回復や支援に関連したものを紹介する。さらに，健康心理のアセスメントや，発達的な視点から健康について考えているものなどを取り上げてみた。

萱村俊哉（2003）『発達健康心理学』ナカニシヤ出版
コーネル，J. ／吉田正人ほか（訳）（2000）『ネイチャーゲーム　1』（改定新版）柏書房
日本健康心理学会（2002）『健康心理アセスメント概論』実務教育出版
日本健康心理学会（2003）『健康心理カウンセリング概論』実務教育出版
島井哲志（2008）『「やめられない」心理学 ── 不健康な習慣はなぜ心地よいのか』集英社新書

湯川進太郎（2008）『怒りの心理学 ── 怒りとうまくつきあうための理論と方法』有斐閣

3．「ポジティブ心理学」関連の文献（外山）

ポジティブ心理学という学問は，誕生してからわずか10年余りしか経っていない。そのため，体系的にまとめられた文献はその数が少ない。日本語の文献においてはなおさら少ないため，ここでは海外の文献も含めて列挙しておく。

（1）日本語で読めるもの

大石繁宏（2009）『幸せを科学する ── 心理学からわかったこと』新曜社

島井哲志（編）（2006）『ポジティブ心理学 ── 21世紀の心理学の可能性』ナカニシヤ出版

島井哲志（2009）『ポジティブ心理学入門 ── 幸せを呼ぶ生き方』星和書店

セガストローム，S. C. ／島井哲志（監訳），荒井まゆみ（訳）（2008）『幸せをよぶ法則 ── 楽観性のポジティブ心理学』星和書店［Segerstrom, S. C.（2006）*Breaking Murphy's law: How optimists get what they want from life — and pessimists can too*.］

セリグマン，M. ／斎藤茂太（監修），山村宜子（訳）（1991）『オプティミストはなぜ成功するか』講談社［Seligman, E. P.（1990）*Learned optimism*.］

セリグマン，M. ／小林裕子（訳）（2004）『世界でひとつだけの幸せ ── ポジティブ心理学が教えてくれる満ち足りた人生』アスペクト［Segerstrom, S. C.（2002）*Authentic happiness: Using the new positive psychology to realize your potential for lasting fulfillment*.］

テイラー，S. E. ／宮崎茂子（訳）（1998）『それでも人は，楽天的な方がいい ── ポジティブ・マインドと自己説得の心理学』日本教文社［Taylor, S. E.（1989）*Positive illusions*.］

ノレム，J. K. ／西村浩（監修），末宗みどり（訳）（2002）『ネガティブだからうまくいく』ダイヤモンド社［Norem, J. K.（2001）*The positive power of negative thinking*.］

堀毛一也（編）（2010）『現代のエスプリ　ポジティブ心理学の展開 ── 「強み」とは何か，それをどう伸ばせるか』至文堂

（2）それ以外のもの

Gilman, R., Huebner, E. S. & Furlong, M. J.（2009）*Handbook of positive psychology in schools*. Routledge.

Snyder, C. R. & Lopez, S. J.（2005）*Handbook of positive psychology*. Oxford University Press.

Snyder, C. R. & Lopez, S. J.（2006）*Positive psychology: The scientific and practical explorations of human strengths*. Sage Publications.